W0229347

Tina Stümpfig-Rüdisser

Meine Hände
helfen und heilen

Jin Shin Jyutsu®
Selbsthilfe für Kinder und Jugendliche

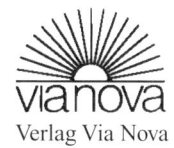
vianova
Verlag Via Nova

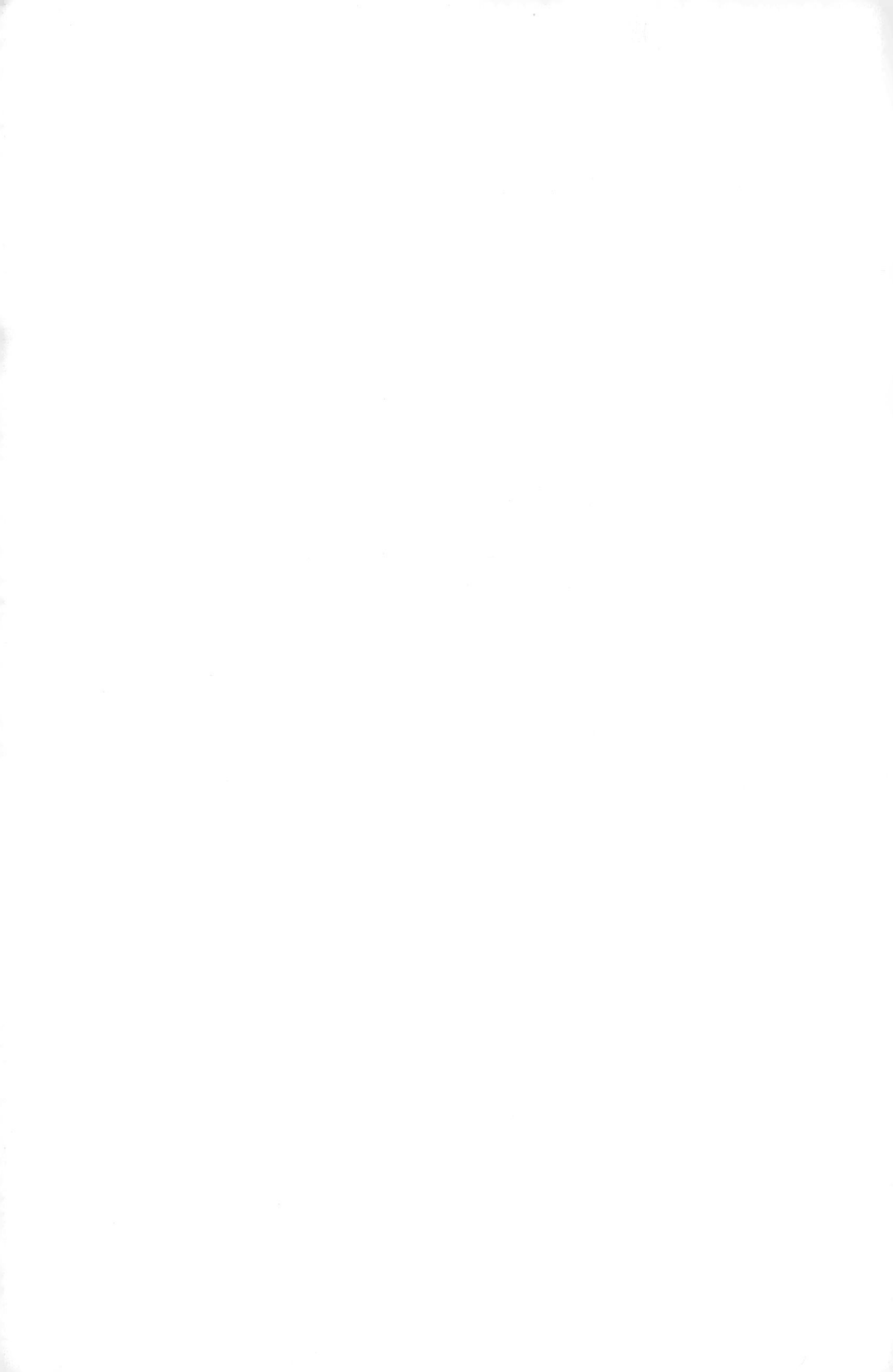

Tina Stümpfig-Rüdisser

Meine Hände helfen und heilen

Jin Shin Jyutsu®
Selbsthilfe für Kinder und Jugendliche

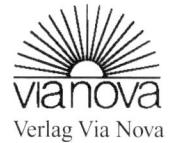

via nova
Verlag Via Nova

1. Auflage 2008

Verlag Via Nova, Alte Landstraße 12, 36100 Petersberg

Telefon: (06 61) 6 29 73

Fax: (06 61) 9 67 95 60

E-Mail: info@verlag-vianova.de

Internet:

www.verlag-vianova.de

Umschlag: Marketing Design Service GmbH, Hamburg

Satz: typo-service kliem, 97647 Neustädtles

Druck und Verarbeitung: Fuldaer Verlagsanstalt, 36037 Fulda

© Alle Rechte vorbehalten

ISBN 978-3-86616-116-0

Inhaltsverzeichnis

Vorwort

Mit diesem Buch hast du ein Werkzeug in der Hand – eine Hilfe, dir in den verschiedensten Lebenslagen und Stimmungen selbst zu helfen.

Indem du deine Hände auf verschiedene Punkte am Körper legst, kannst du dich immer wieder in Harmonie bringen und deine Selbstheilungskräfte aktivieren.

Du bekommt Hilfen bei verschiedenen Krankheiten, wenn du traurig oder wütend bist, bei Schulproblemen, Ängsten usw., durch eine Heilmethode, die „Jin Shin Jyutsu®" heißt.

Jin Shin Jyutsu ist ein japanisches Wort, da es ein Japaner war, der diese sehr alte Heilmethode wiederentdeckte und niederschrieb. Davor wurde Jin Shin Jyutsu viele Jahrhunderte lang mündlich von Generation zu Generation überliefert.

Im Grunde ist es aber ein Wissen, das jedem Menschen innewohnt. Ganz automatisch legen wir unsere Hände bei Beschwerden oft auf bestimmte Körperstellen, um uns zu harmonisieren, ohne dass uns das bewusst ist.

Zum Beispiel sitzen einige Kinder und Jugendliche in der Schule oder in anderen Situationen, in denen man sich konzentrieren muss automatisch auf ihren Händen, und eben das hilft ihnen, aufmerksamer zu sein und sich Dinge leichter zu merken.

Je mehr du dich mit Jin Shin Jyutsu befasst, desto öfter wird dir auffallen, wie oft du oder auch andere immer wieder wie „zufällig" die Hände auf bestimmte Körperstellen legen, was automatisch beruhigend und heilend wirkt.

Mithilfe von Erklärungen und Fotos wirst du verschiedene Möglichkeiten kennen lernen, dich selbst wieder in Harmonie zu bringen und zur Heilung von Körper, Seele und Gefühlen beizutragen.

Was bedeutet Jin Shin Jyutsu®?

Jin   heißt wissender, mitfühlender Mensch

Shin   heißt Schöpfer

Jyutsu heißt Kunst

So bedeutet es also: „Die Kunst des Schöpfers für den mitfühlenden Menschen"

Die Kunst des Schöpfers
für mich persönlich!

Jiro Murai – Der Wiederentdecker des Jin Shin Jyutsu

Jiro Murai wurde 1886 in Taiseimura in Japan geboren. Sein Vater war Arzt, ebenso wie viele seiner Vorfahren. Murai selbst wollte nicht Arzt werden, er wurde Seidenraupenzüchter. Er war sehr leichtsinnig und machte verrückte Sachen, wie an Esswettbewerben teilzunehmen, und hat damit sogar Geldpreise gewonnen. Allerdings wurde er im Alter von 26 Jahren sehr krank. Obwohl er von vielen Ärzten behandelt wurde, ging es ihm immer schlechter, bis ihm keiner mehr helfen konnte und man ihn für unheilbar erklärte.

Aber Jiro Murai gab die Hoffnung nicht auf. Er beschäftigte sich mit alten Meistern, die durch Meditation Heilung und Erleuchtung erlangten, und er bat seine Familie, ihn zu einer einsamen Berghütte zu bringen. Dort wollte er alleine sein und beten. Er war schon so schwach, dass er auf einer Trage auf den Berg gebracht werden musste. Dann bat er seine Familie, ihn sieben Tage lang allein in der Einsamkeit zu lassen und erst am achten Tag wiederzukommen, um nach ihm zu sehen.

Dort begann Murai zu meditieren und verschiedene Fingerpositionen auszuprobieren. Dennoch ging es ihm immer schlechter, er stand kurz vor dem Tod. Aber am siebten Tag war es ihm plötzlich, als würde er in einen heißen, lodernden Ofen geworfen. Als die gewaltige Hitze nachließ, spürte er starke innere Ruhe und Frieden. Und – zu seiner großen Überraschung war er geheilt.

Zum Dank dafür hat er beschlossen, sein Leben der Kunst des Jin Shin Jyutsus zu widmen, alles aufzuzeichnen und den Menschen weiterzugeben, um ihnen zu helfen und sie an die innere göttliche Kraft zu erinnern.

Das hat er dann auch getan.

Eine Schülerin von ihm war Mary Burmeister, die das Wissen später in die USA brachte. Und heute ist es auch bei uns bekannt.

Jin Shin Jyutsu ist …

die Kunst des Glücklichseins,

die Kunst der Langlebigkeit,

die Kunst der Güte ,

die Kunst des Schöpfers für mich persönlich,

die Kunst, mich selbst kennen zu lernen,

die Kunst, mir selbst helfen zu lernen.

Unsere Hände als „Starthilfekabel"

Alles, was wir zu Harmonie und Wohlfühlen brauchen – für den Körper, die Seele und die Gefühle –, tragen wir in uns selbst.

Indem wir unsere Hände auf bestimmte Körperstellen legen, können wir unsere Lebensenergie wieder in Harmonie bringen. Die Hände dienen uns dabei als „Starthilfekabel". Das heißt, es geht nur darum, sie auf die Energiepunkte zu legen und das Fließen einfach geschehen lassen. Da man dabei die Energie wirklich strömen oder fließen spürt, bezeichnet man das Jin Shin Jyutsu im Sprachgebrauch der Einfachheit halber auch als „Strömen".

Die göttliche Energie – die Lebensenergie – fließt immer durch uns, das ist das, was Leben ausmacht, was uns atmen lässt und unser Herz zum Schlagen bringt. Durch Ärger und Stress, durch ungesunde Ernährung (z. B. zu viel Süßes), durch zu viel Fernsehen, Video, Computerspiele, durch zu wenig Bewegung im Freien usw. schwächen wir unsere Lebensenergie und es kommt z. B. zu Krankheiten, Unwohlsein, Erschöpfung, Konzentrationsschwäche usw. Indem wir unsere Hände als Starthilfekabel auf die jeweiligen Energiepunkte legen, können wir unsere Lebensbatterie immer wieder aufladen, oder besser: Wir geben unserer Lebensenergie Starthilfe, damit sie wieder frei und ungehindert durch uns fließen kann und wir uns stark und gesund fühlen.

Beim Strömen lassen wir die Hände immer so lange auf den bestimmten Punkten, bis wir das „Strömen" auch spüren, das heißt, so nach ungefähr ein bis fünf Minuten können wir in unseren Händen ein leichtes Pulsieren wahrnehmen. Das ist ein Zeichen, dass die Lebensenergie wieder freier fließt, wir spüren also das Leben wieder stärker in uns oder durch uns fließen.

Danke, Schöpfer, dass wir das, was wir wirklich brauchen, in uns tragen, so können wir uns selbst helfen – oder: Der Schöpfer hilft uns durch uns selbst.

Zum Aufbau des Buches

In dem Kapitel *Regelmäßiger Batterie-Check* findest du drei Möglichkeiten beschrieben, wie du dich selbst immer wieder insgesamt in Harmonie bringen kannst.

Danach habe ich verschiedene Themen oder Symptome aufgelistet mit ganz speziellen Griffen für das jeweilige Thema. Sie sind untergliedert in drei Hauptthemen:

- *Hilfe für die Schule von A bis Z*

- *Hilfe für meine Gefühle von A bis Z*

- *Hilfe für meinen Körper von A bis Z*

Zu jedem Symptom ist beschrieben, an welche Stellen am Körper du deine Hände legen kannst, um dich selbst zu „strömen". Mithilfe der Fotos kannst du die Punkte leicht finden. Halte sie so lange, wie es dir gut tut. Eine Richtschnur ist ca. 10 bis 15 Minuten je Körperseite.

Die Griffe lassen sich auch bestimmten Fingern zuordnen. So kannst du, wenn es dir hin und wieder zu viel ist, den ganzen Griff zu machen, dir einfach den zugehörigen Finger halten.

Am Ende des Buches findest du im Stichwortverzeichnis noch einmal alle Symptome und Themen in alphabetischer Reihenfolge aufgelistet und mit Seitenzahlen versehen. Das hilft dir beim Nachschlagen, wenn du etwas ganz Bestimmtes suchst.

Was du dir merken solltest

– Versuche, dich beim Strömen zu entspannen. Du musst nichts erzwingen. Deine Hände liegen einfach auf deinem Körper und tun die Arbeit von selbst. Schau, dass du eine bequeme Stellung findest. Es spielt keine Rolle, ob du beim Strömen sitzt oder liegst. Mach es so, wie es für dich am gemütlichsten ist.

– Es gibt kein Richtig oder Falsch. Du tust oder BIST einfach.

– Schau, was dir gut tut.

– Wenn du dich unwohl fühlst oder bestimmte Griffe dich stressen oder dir unangenehm sind, höre auf damit. Entspanne dich, und wenn du magst, halte den jeweiligen zugehörigen Finger, der bei den einzelnen Symptomen mit angegeben ist.

– Dieses Buch soll dir eine Hilfe sein, wenn es dir körperlich und gefühlsmäßig nicht gut geht. **Aber natürlich ist es ganz wichtig, auch mit deinen Eltern oder den Menschen, bei denen du lebst, über deine Probleme oder Beschwerden zu reden.**

Regelmäßiger Batterie-Check

Wenn du dir regelmäßig etwas Gutes tun und deinem Körper helfen willst, die Lebensbatterie immer wieder bewusst neu aufzuladen, gibt es dafür verschiedene Möglichkeiten:

1. die große Umarmung mit den 36 bewussten Atemzügen

2. Finger halten

3. der Zentralstrom

36 bewusste Atemzüge –
die große Umarmung

Dies ist eine ganz einfache Übung, die dir hilft, ruhig und entspannt zu werden und die dich wieder ins Gleichgewicht bringt, wenn du unruhig, gestresst, wütend, ängstlich … bist.

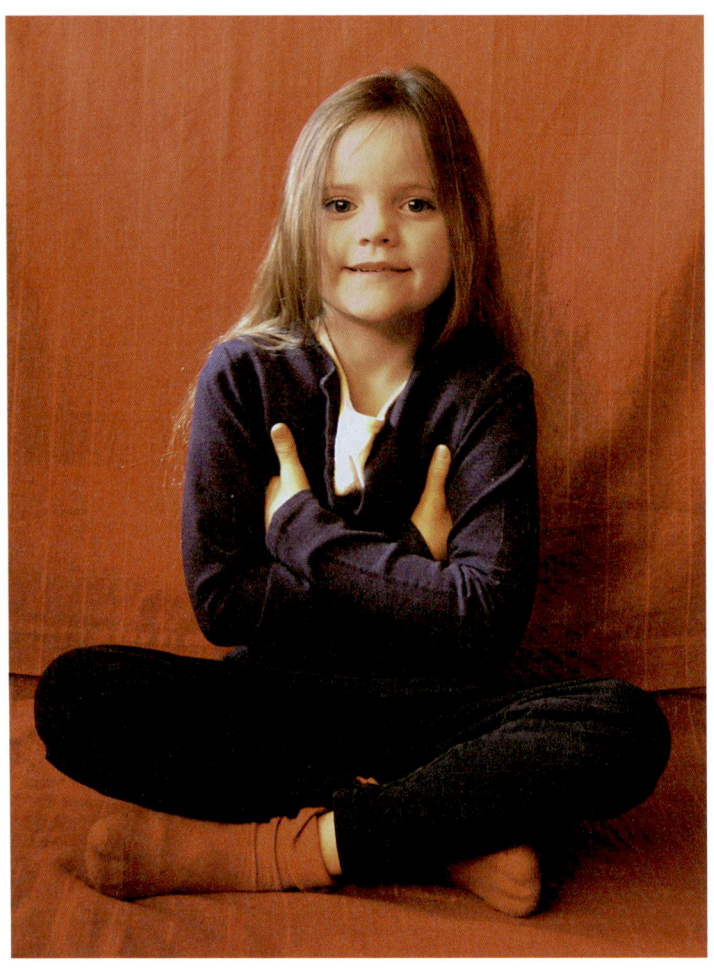

- Gib dir selbst eine große Umarmung, wobei du die Hände in die Achselhöhle legst. Die Daumen zeigen nach oben und liegen auf der Brust.
- Lass deine Schultern fallen und entspanne dich.
- Lass deinen Atem in seinem natürlichen Rhythmus kommen und gehen.
- Atme 36 Atemzüge, wobei du das Ausatmen zählst. (Zähle: eins – Ausatmen – Einatmen – zwei – Ausatmen – Einatmen – drei ...)

Mary Burmeister sagte: „Unser Einatem ist der Ausatem des Universums und unser Ausatem ist der Einatem des Universums."

Unser Atem ist unser Ernährer und unser Heiler. Das Leben atmet durch uns, mit jedem Atemzug.

Mit jedem bewussten Atemzug fließt Heilenergie durch unseren Körper, bis in jede einzelne Zelle.

Finger halten

Beim Strömen brauchst du dich um nichts zu bemühen. Entspanne dich, wenn möglich, oder sei einfach, wie du bist.

Die einfachste Art der Jin Shin Jyutsu-Selbsthilfe ist das Fingerhalten. Indem du deine Finger einzeln hältst, harmonisierst du deinen ganzen Körper, deine Gefühle und Gedanken. In den Fingern verlaufen bestimmte Energieströme, die mit den Organen, mit unserem Denken und mit unserem Fühlen verbunden sind.

Jeder Finger ist einer bestimmten Einstellung, einem bestimmten Gefühl zugeordnet.

Der Daumen steht für Sorge (das heißt, wenn du dir Sorgen machst, halte deinen Daumen), der Zeigefinger steht für Angst, der Mittelfinger für Wut, der Ringfinger für Traurigkeit und der kleine Finger steht für Bemühung (ihn zu halten hilft dir loszulassen).

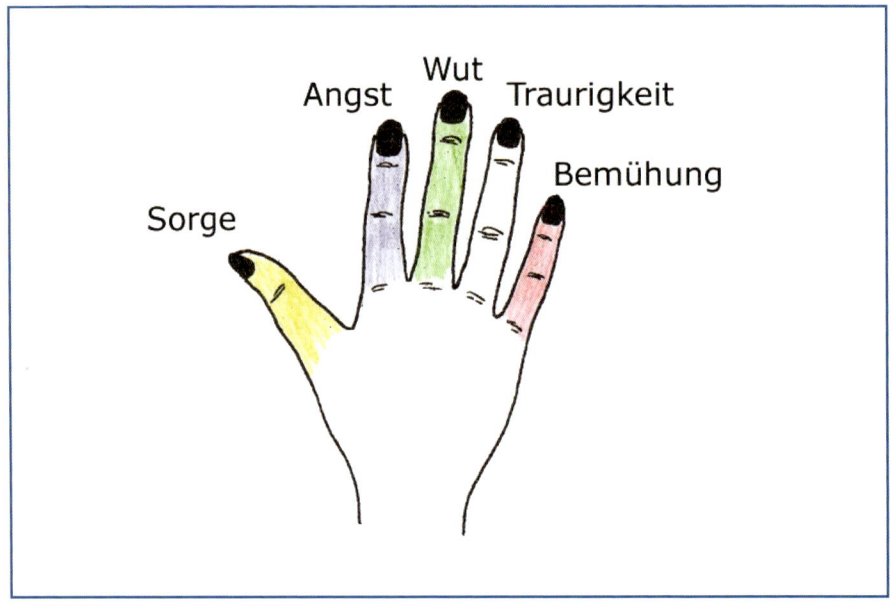

Welche Finger du halten willst und in welcher Reihenfolge, kannst du selbst entscheiden. Halte jeden Finger ungefähr zwei bis fünf Minuten oder so lange, bis du das Strömen oder Pulsieren spürst.

Du kannst auch zur allgemeinen Harmonisierung mit dem Daumen der linken oder rechten Hand beginnen, und danach den Zeigefinger halten, anschließend den Mittelfinger, dann den Ringfinger und schließlich den kleinen Finger. Danach die Finger der anderen Hand der Reihe nach.

Finger halten kannst du fast überall und es ist eine einfache Möglichkeit, dir selbst zu helfen, gesund, in der Freude und im Gleichgewicht zu sein.

Meinen Daumen halten hilft mir,

- wenn ich mir Sorgen mache
- wenn ich mich alleine und einsam fühle
- wenn ich mich ungeliebt fühle
- wenn ich schlimme Träume habe
- wenn ich schüchtern bin
- wenn ich Halsschmerzen habe
- wenn ich öfter Bauchschmerzen habe
- wenn ich stottere

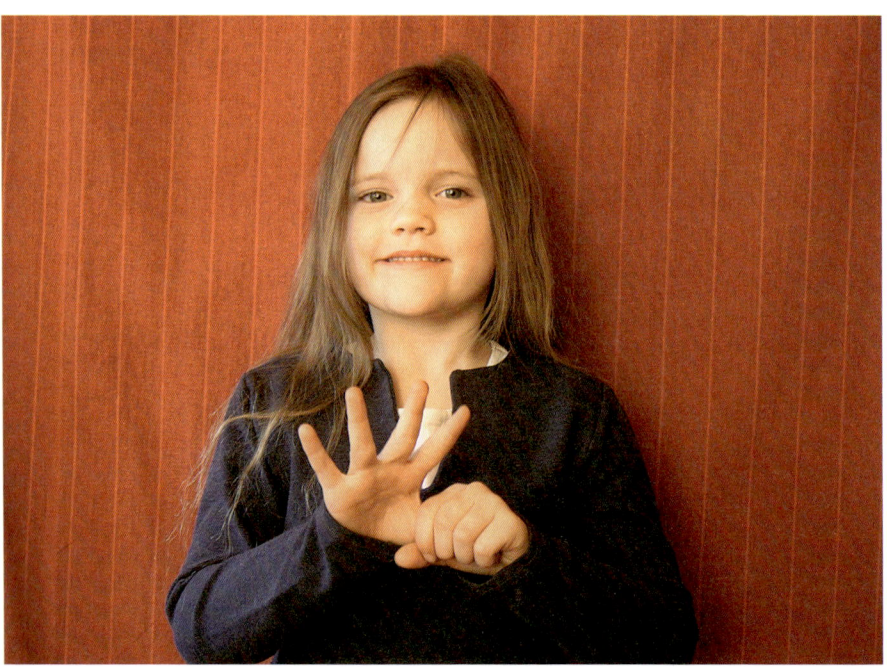

Meinen Zeigefinger halten hilft mir,

- wenn ich Angst habe
- wenn ich mit den Zähnen knirsche
- wenn ich Schmerzen habe
- beim Zahnarzt
- wenn ich es oft nicht rechtzeitig zur Toilette schaffe
- wenn ich mich unsicher fühle
- wenn ich mutig sein will

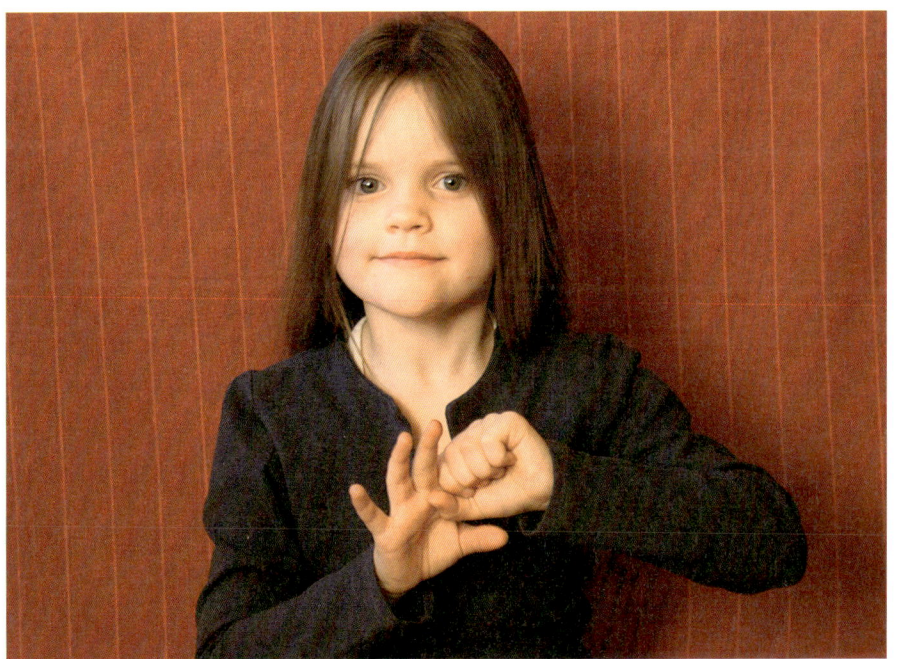

Meinen Mittelfinger halten hilft mir,

- wenn ich wütend bin
- wenn ich mich ärgere
- wenn ich alles bestimmen will
- wenn ich schnell genervt bin
- wenn mein Knie wehtut

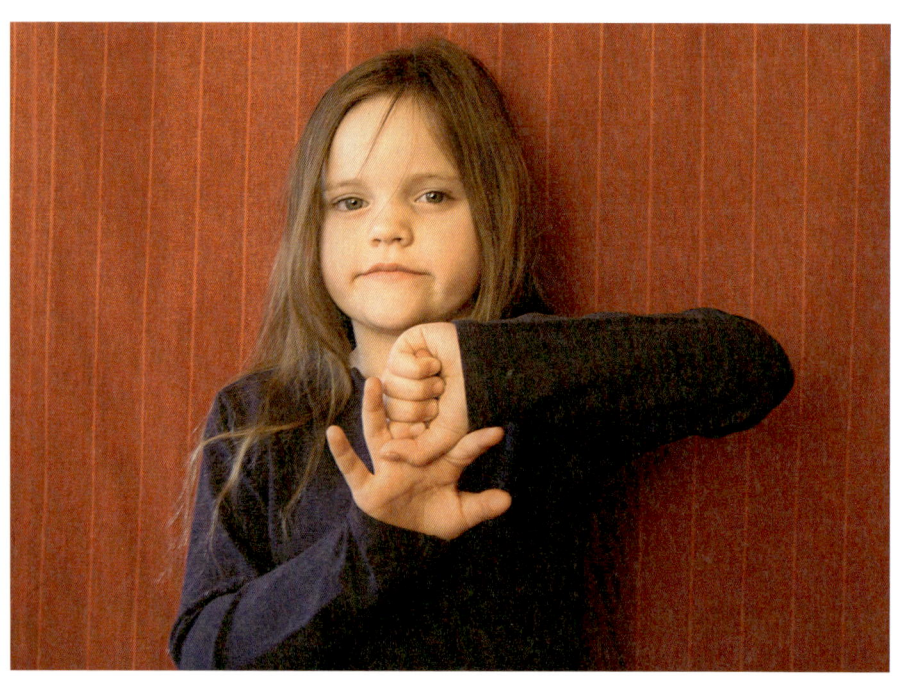

Meinen Ringfinger halten hilft mir,

- wenn ich traurig bin
- wenn ich jammere
- wenn ich viel weinen muss
- wenn ich mich wieder freuen möchte
- wenn meine Stimme so leise ist, dass andere mich nicht verstehen
- wenn ich keine Luft mehr bekomme
- wenn ich mit dem Atmen Schwierigkeiten habe
- wenn ich renne oder mich körperlich anstrenge *(Tipp: probier mal aus, beim Kurz- oder Langstreckenlauf mit deinen Händen einen Ring aus Daumen und Ringfinger zu machen, wobei du den Daumen auf den Fingernagel des Ringfingers legst. – Du wirst sehen dass du plötzlich mehr Puste hast!)*

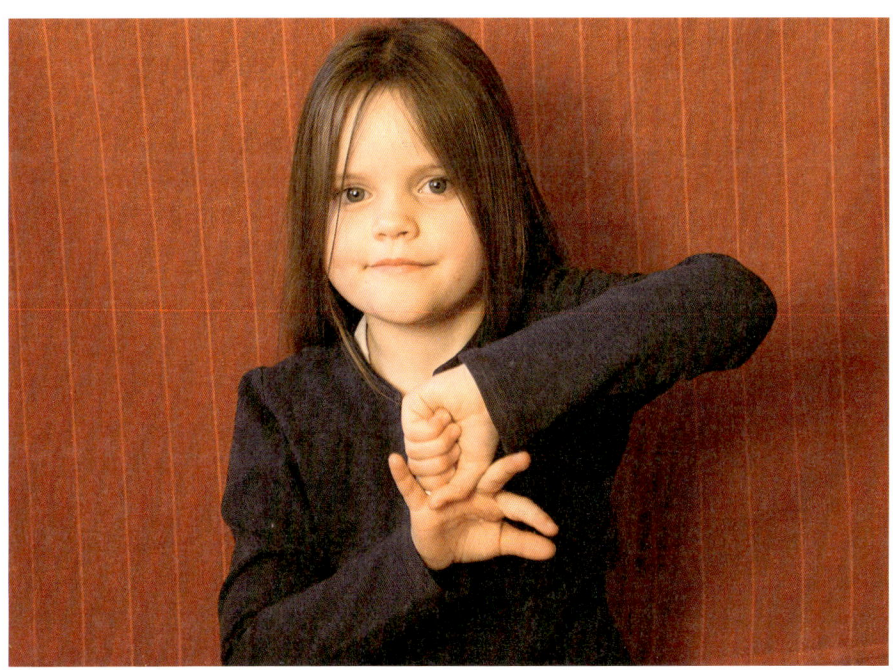

Meinen kleinen Finger halten hilft mir,

- zu lachen und mich zu freuen
- wenn mir alles zu stressig ist
- wenn alles so anstrengend ist
- mich besser zu konzentrieren
- wenn ich abends nicht einschlafen kann
- wenn ich vergesslich bin
- bei zuviel Perfektion
- bei Ohrenschmerzen
- wenn mir „die Ohren zugehen", wenn ich einen Druck auf den Ohren hab

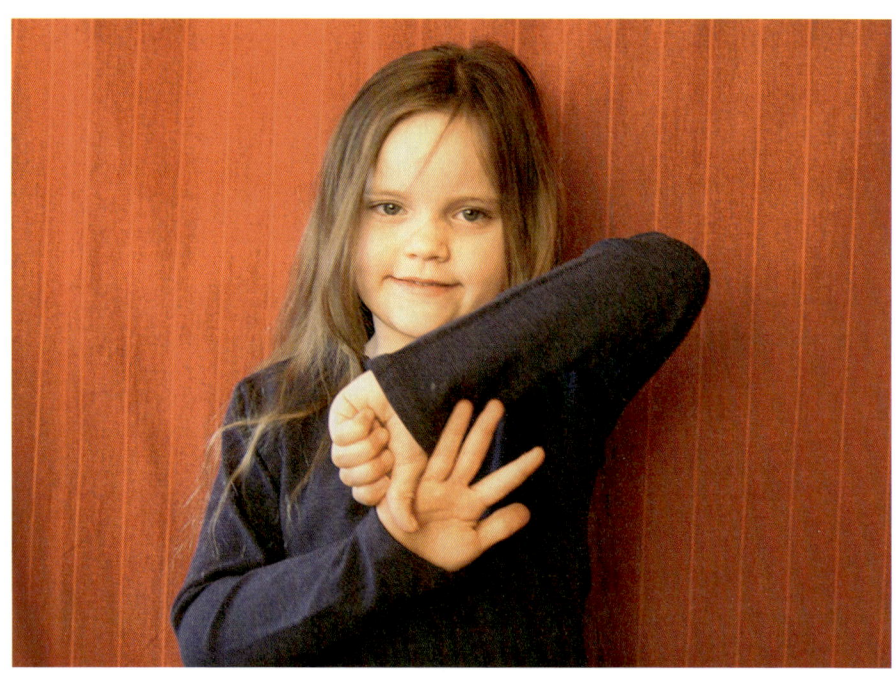

Der Zentralstrom

Der Zentralstrom ist der Energiestrom, der uns direkt mit der universellen, der göttlichen Energie verbindet und der ununterbrochen durch uns fließt. Er versorgt uns mit der Lebensenergie und er strömt unablässig an unserer Körpervorderseite hinunter und an der Körperrückseite wieder hinauf.

Man nennt ihn auch Hauptzentralstrom, weil er uns für alle Vorgänge im Körper die Energie liefert. Wir können diesem Strom helfen, kraftvoll und ungehindert durch uns zu strömen, indem wir uns immer wieder bestimmte Energiepunkte halten. Im Folgenden werde ich dafür die einzelnen Schritte beschreiben.

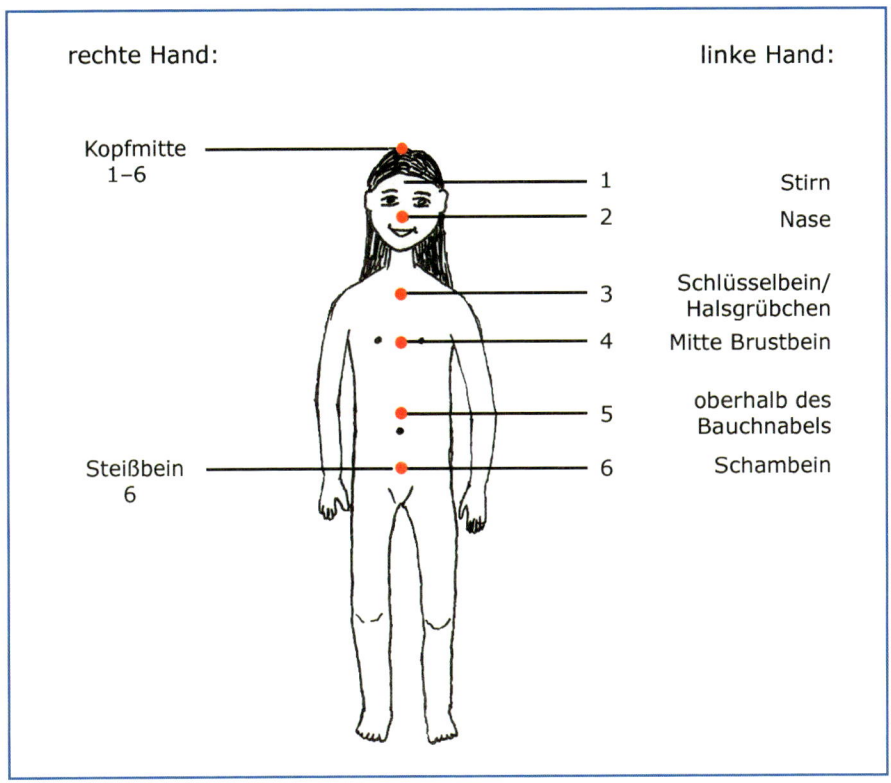

Am gemütlichsten ist es, wenn du dich beim Strömen dieses Stroms auf den Rücken legst; du kannst dich natürlich in jeder anderen Position strömen, wichtig ist nur, dass du es bequem hast und dich entspannen kannst.

Auf der Zeichnung siehst du die einzelnen Punkte, die der Reihe nach gehalten werden.

Halte jede Position ungefähr zwei bis fünf Minuten.

Die einzelnen Schritte des Zentralstroms

1. Die *rechte Hand* liegt
   auf der **Kopfmitte**, die
   linke Hand liegt **zwischen
   den Augenbrauen**
   (Punkt 1)

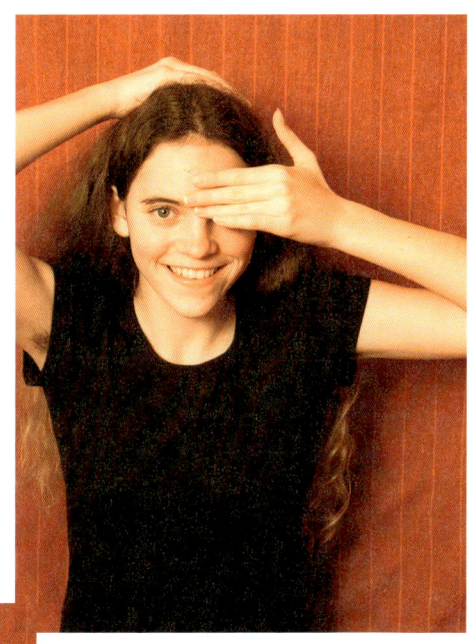

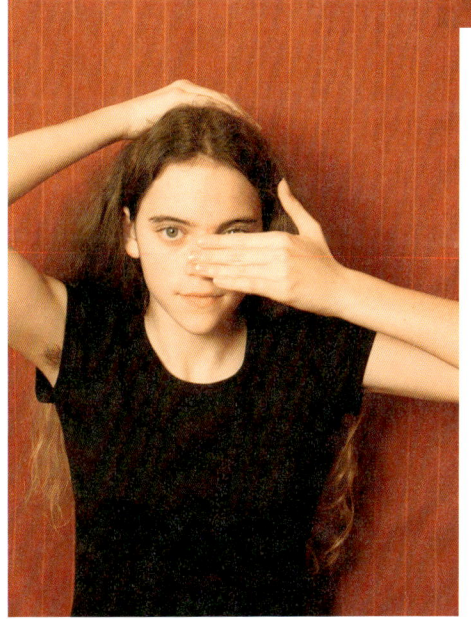

2. Die *rechte Hand* bleibt
   auf der **Kopfmitte**, die *linke
   Hand* geht auf **Nasenrücken**
   und **Nasenspitze** (Punkt 2)

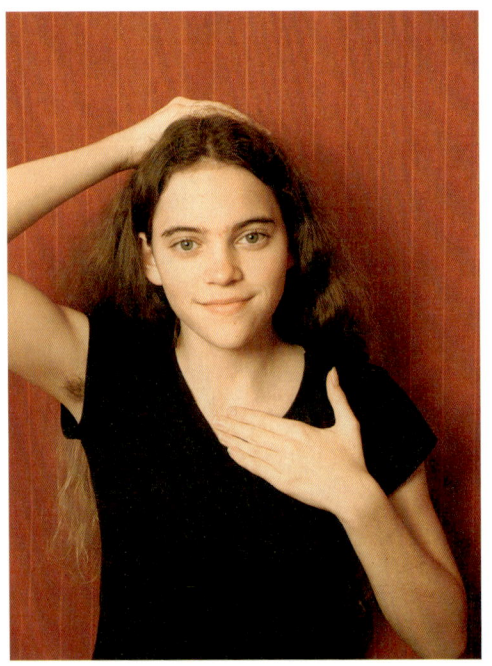

3. Die *rechte Hand* bleibt auf der **Kopfmitte**, die *linke Hand* liegt am **Halsgrübchen** (Punkt 3)

4. Die *rechte Hand* bleibt auf der **Kopfmitte**, die *linke Hand* liegt auf der **Mitte des Brustbeins** (Punkt 4)

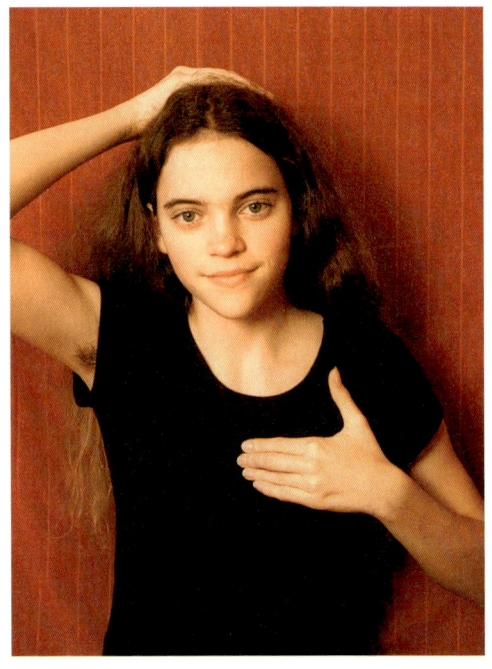

5. Die *rechte Hand* bleibt auf der **Kopfmitte**, die *linke Hand* liegt ungefähr **zwei Fingerbreit oberhalb des Nabels** (Punkt 5)

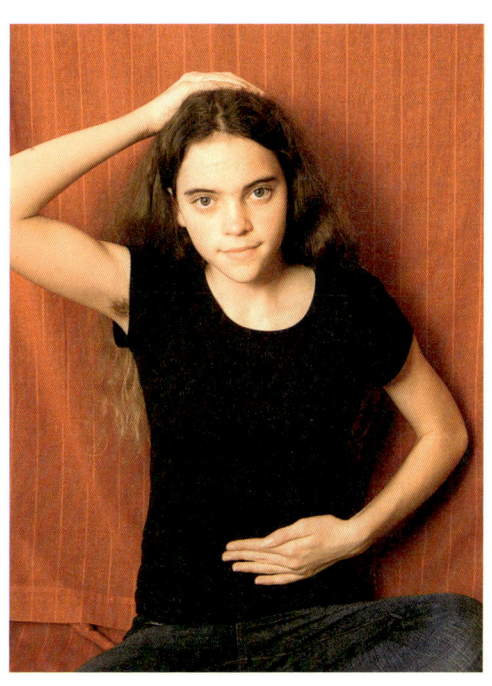

6. Die *rechte Hand* bleibt auf der **Kopfmitte**, die *linke Hand* liegt auf dem **Schambein** (Punkt 6)

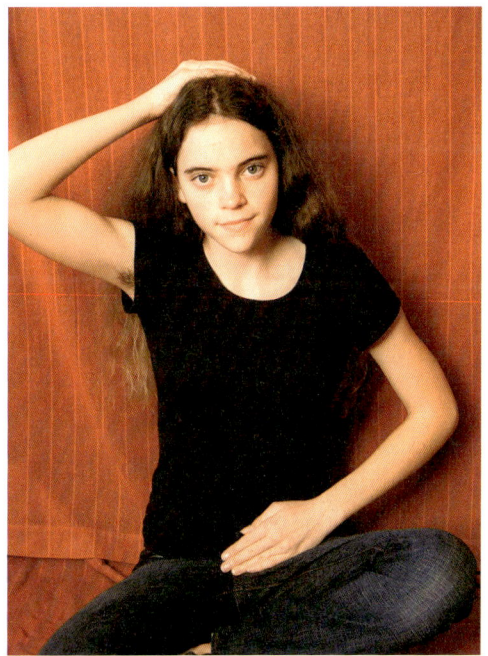

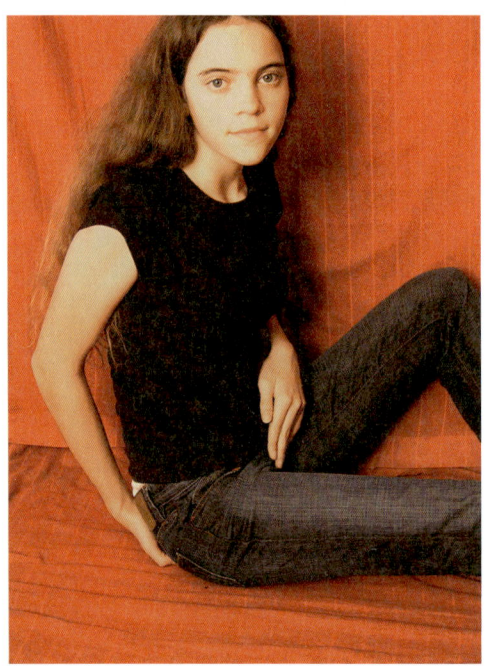

7. Die *rechte Hand* wandert zum **Steißbein**, während die *linke Hand* auf dem **Schambein** bleibt.

Der Zentralstrom hilft dir

- bei Ängsten
- bei Depressionen
- wenn du verzweifelt bist
- wenn du nicht mehr weißt, wie es weitergehen soll
- geistig und körperlich zu wachsen
- Körper, Gefühle und Gedanken zu beruhigen und wieder in Harmonie zu bringen.

Der Zentralstrom hilft deiner Atmung und bringt dir neue Freude und Lebenskraft.

Ich fasse kurz zusammen:

Ich kann mir selbst helfen, indem ich

- mir selbst eine große Umarmung gebe und die 36 Atemzüge mache
- meine Finger halte
- den Zentralstrom mache

Hilfe für die Schule von A bis Z

Anfänge

z. B. neue Klasse, neue Schule etc.

Anfänge sind meist aufregend und oft machen sie uns auch ängstlich und unsicher.

Durch das Strömen kannst du in der Ruhe bleiben und gelassen dem Neuen entgegensehen.

Lege deine *rechte Hand* in deinen **Nacken** unterhalb der Schädelknochen (Schädelbasis), die *linke Hand* auf die **Mitte des Brustbeins**.

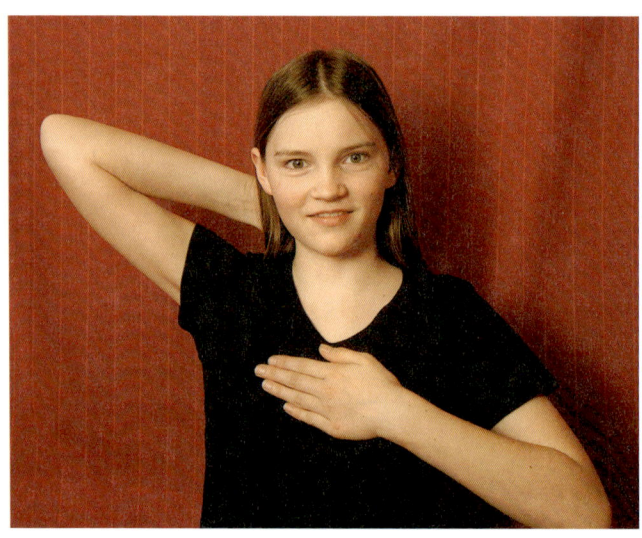

Zugehöriger Finger: *Zeigefinger*

Ängste vor Prüfungen

Wie du schon weißt, kannst du bei Ängsten einfach deinen *Zeigefinger* halten. Während Prüfungen, wenn du die eine Hand zum Schreiben brauchst, mache einfach mit der anderen Hand einen *Ring aus Daumen und Zeigefinger*.

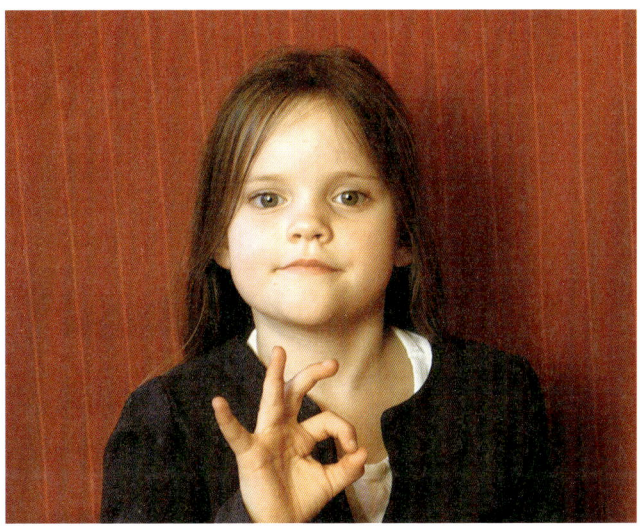

Oder lege die *linke Hand* auf die **rechte Schulter** und die *rechte Hand* unter die rechte Po-Hälfte **unterhalb des Gesäßknochens**.

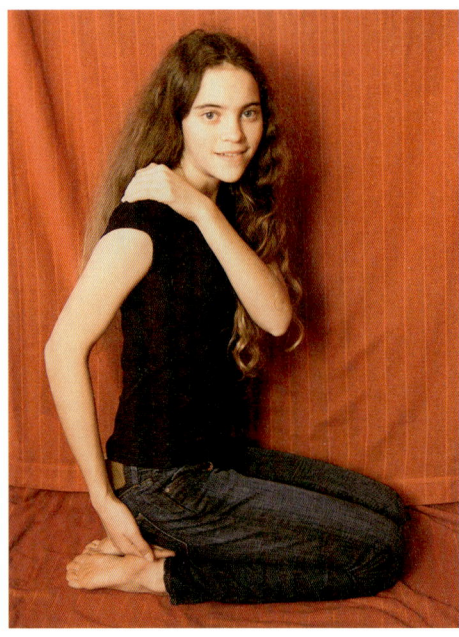

Und umgekehrt:
rechte Hand auf **linke Schulter**
linke Hand unter **linke Pohälfte**

Zugehöriger Finger: *Zeigefinger*

Ärger mit Lehrern

Was können wir tun, wenn wir uns ärgern? Den Ärger hinunterschlucken ist nicht gesund und es hilft uns wenig. Rumschreien und den Ärger rauslassen ist auch nicht das Wahre. Was tun? Wenn wir uns strömen, wird das unseren Ärger verändern. Es hilft uns, ruhig und freundlich zu reagieren und dennoch unsere Meinung zu äußern und für das, was uns wichtig ist, einzustehen.

Du kannst deinen *Mittelfinger* halten.

Oder lege deine *rechte Hand* auf die **linke Schulter** und die *linke Hand* in die **linke Leiste.**

Und umgekehrt:
linke Hand auf **rechte Schulter**
rechte Hand in **rechte Leiste**

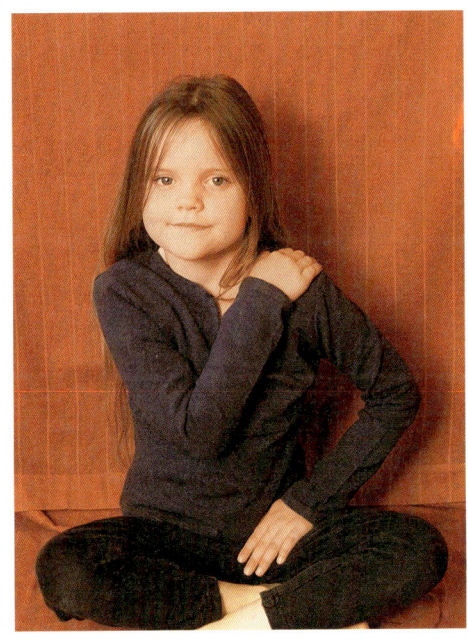

Zugehöriger Finger: *Mittelfinger*

Konzentrationsprobleme/Lernen

Wenn es dir schwer fällt, dich zu konzentrieren, und dir das, was du lernen musst, zu merken, *setze dich einfach auf deine Hände.* Es klingt so einfach, aber probier es mal aus, im Unterricht, wenn du nur zuhören und nicht mitschreiben musst, auf den Händen zu sitzen. Du wirst sehen, dass du dir das, was der Lehrer erzählt, viel besser merken kannst. Oder auch beim Lernen zu Hause. Wenn du nur eine Hand frei hast, z. B. die linke, dann lege diese unter deine linke Pohälfte.

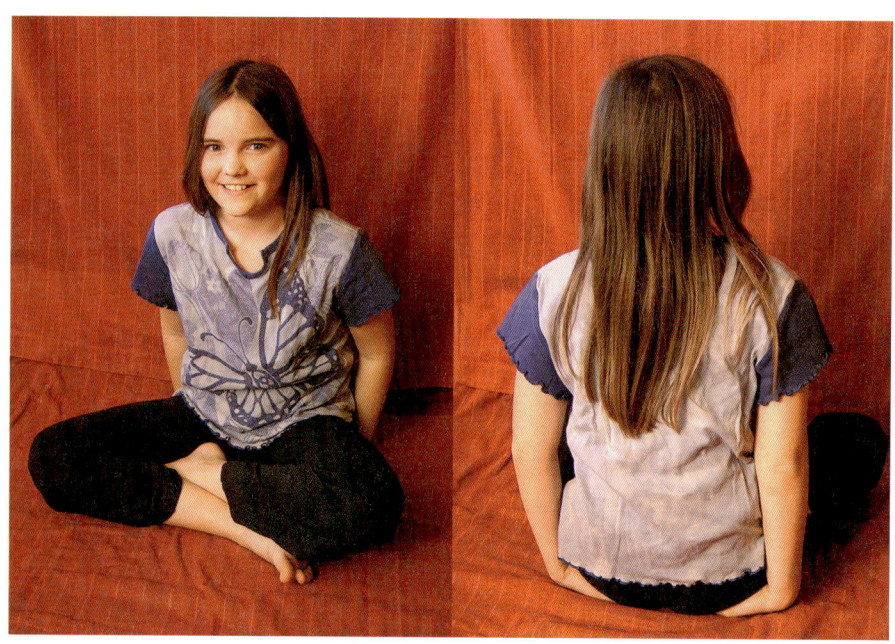

Legasthenie

Einige Kinder haben eine Lese- und Rechtschreibschwäche, die oft ange-
boren ist. Das heißt, es gibt irgendwo im Körper eine Blockade, die Le-
gasthenie zur Folge hat. Indem du deine Körperenergie harmonisierst,
kannst du auch auf diese Blockade einwirken und die Energie wieder
in Fluss bringen. Dafür hältst du mit der *rechten Hand* den Punkt im
Nacken unter dem linken Schädelknochen, mit der *linken Hand* den
Punkt **unter dem rechten Wangenknochen.**

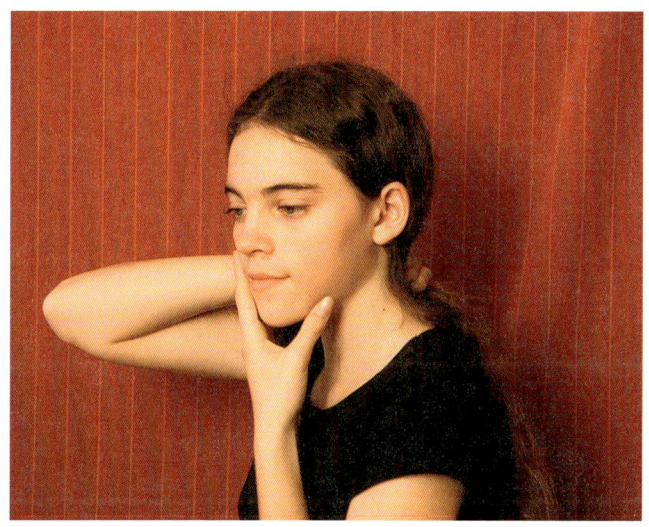

Und umgekehrt: *linke Hand* unter **rechten Schädelknochen**
              rechte Hand unter **linken Wangenknochen**

(vergiss nicht, regelmäßig Finger zu halten, die 36 Atemzüge oder den
Zentralstrom!)

Logisches Denken

Zur Förderung des logischen Denkens, gerade auch was Lesen, Schreiben und Rechnen betrifft, hilft dir folgender Griff:

Halte mit der *rechten Hand* an der **linken Stirn** den Punkt oberhalb der Augenbraue, mit der *linken Hand* den Punkt im Nacken **unter dem rechten Schädelknochen.**

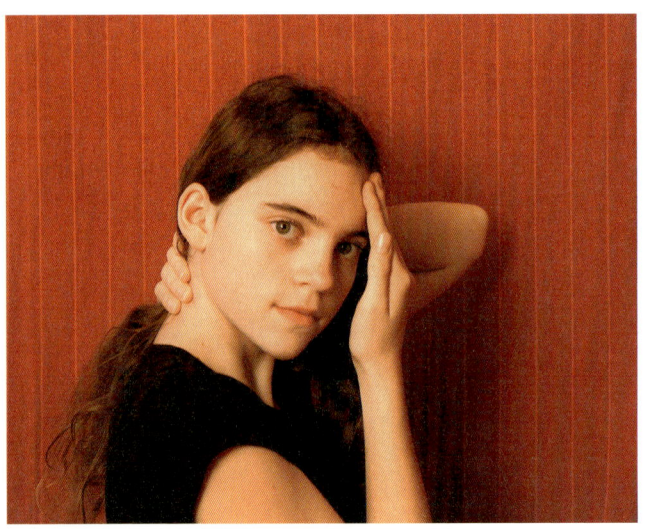

Und umgekehrt: *linke Hand* auf **rechte Stirn** oberhalb der Augenbraue
rechte Hand **unter linken Schädelknochen**

Stottern

Eine Hilfe bei Stottern und anderen Sprachproblemen ist folgender Griff:

Halte mit der *rechten Hand* den Punkt unter dem **linken Wangenkno-chen** und mit der *linken Hand* den Punkt unter dem **linken Schlüssel-bein.**

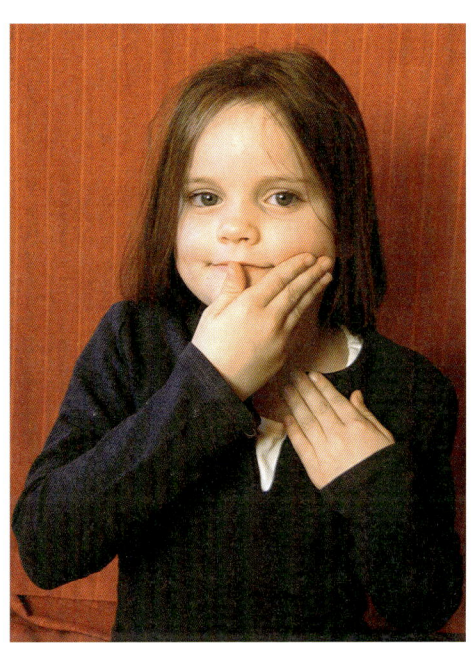

Und umgekehrt:
linke Hand
unter **rechten Wangenknochen**
rechte Hand
unter **rechtes Schlüsselbein**

Eine weitere Möglichkeit besteht darin, mit der *rechten Hand* den linken und mit der *linken Hand* den rechten **inneren Oberarm** zu halten.

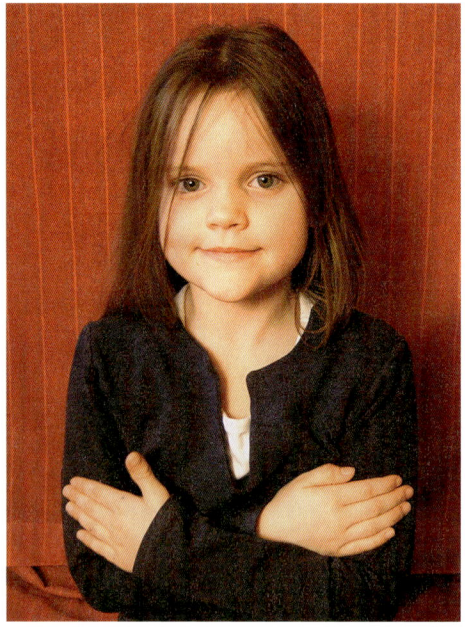

Zugehöriger Finger: *Daumen*

Überaktivität

Wenn es dir schwer fällt, dich zu konzentrieren, ruhig sitzen zu bleiben, dich längere Zeit mit einem Thema zu beschäftigen, hilft es dir, wenn du mit der *rechten Hand* deine **linke Schulter** hältst und die *linke Hand* unter die **linke Gesäßhälfte** legst.

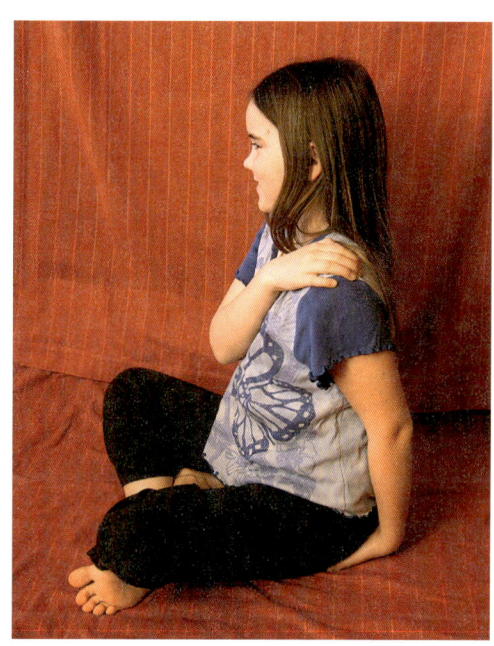

Und umgekehrt:
linke Hand
auf **rechte Schulter**
rechte Hand
unter **rechte Pohälfte**

Hilfe für meine Gefühle von A bis Z

Alpträume

Wenn du nachts immer wieder schlecht träumst, wenn du Angst hast einzuschlafen, dann halte abends im Bett einfach deinen Zeigefinger. Wie du weißt, harmonisiert der *Zeigefinger* deine Angst.

Du kannst auch mit der *rechten Hand* den Punkt unterhalb des **rechten Rippenbogens** halten und mit der *linken Hand* die **rechte Ellenbeuge**.

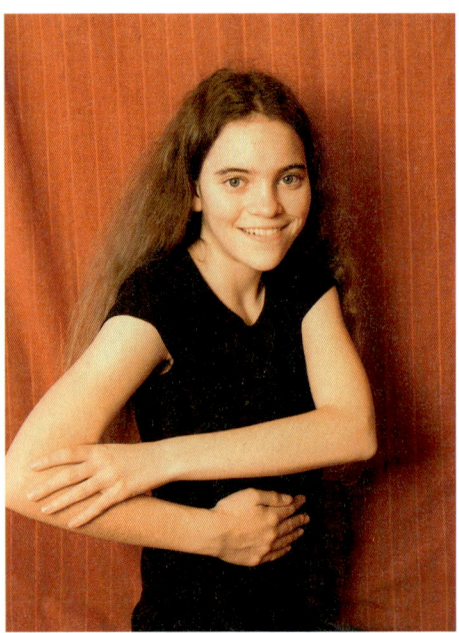

Und umgekehrt:
linke Hand
unter **linken Rippenbogen**
rechte Hand
in **linke Ellenbeuge**

Ängste

Es gibt ja sehr verschiedene Ängste. Der *Zeigefinger* steht insgesamt für die Einstellung „Angst". Auch gibt es noch andere Griffe, die all unsere Ängste harmonisieren:

Lege die *linke Hand* in den **Nacken** unterhalb der Schädelknochen und die *rechte Hand* aufs **Steißbein** (setze dich also auf deine rechte Hand).

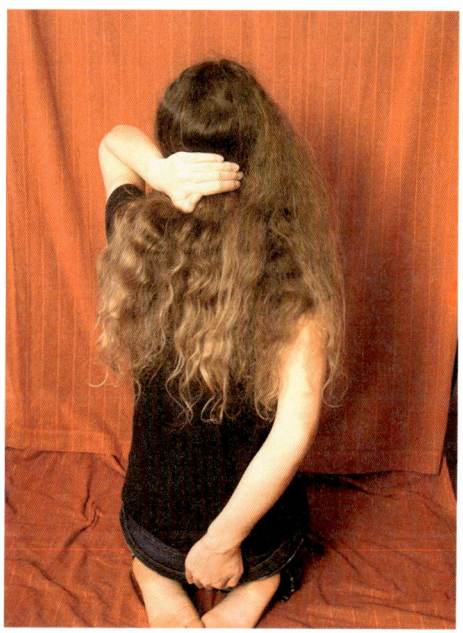

Oder lege deine *linke Hand* auf die **rechte Seite des Rückens unterhalb der letzten Rippen** und lege die *rechte Hand* unter die **rechte Pohälft**e.

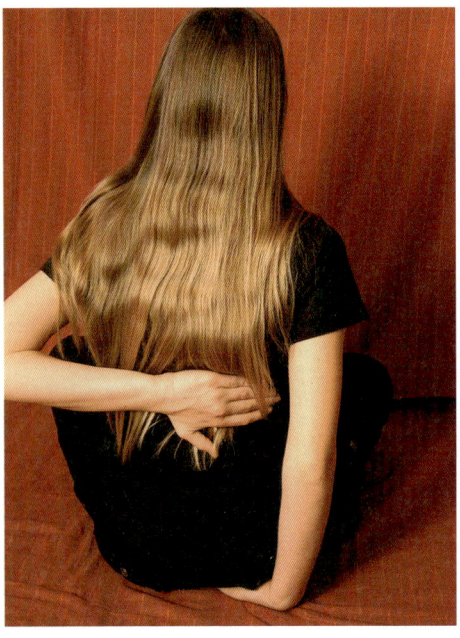

Und umgekehrt:
rechte Hand an **linken Rücken**
unterhalb der Rippen
linke Hand unter **linke Pohälfte**

Zugehöriger Finger: *Zeigefinger*

Ärger

Bei Wut und Ärger kannst du deinen Mittelfinger halten.

Du kannst auch die *rechte Hand* auf deine **linke Bauchseite unterhalb der letzten Rippen** legen und die *linke Hand* auf die **rechte Bauchseite**.

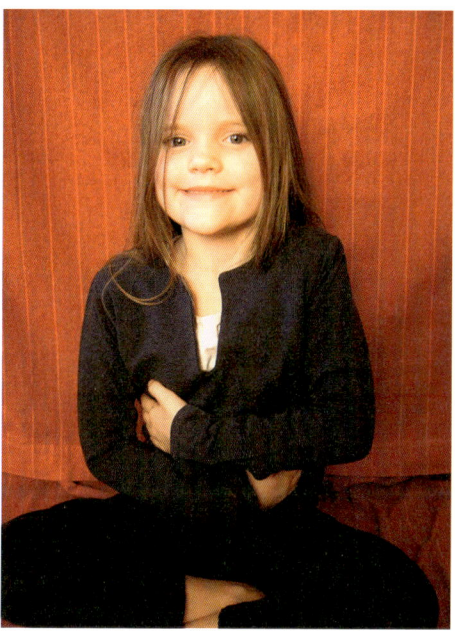

Oder du legst die *linke Hand* auf deine **rechte Schulter** und die *rechte Hand* in die **rechte Leiste**.

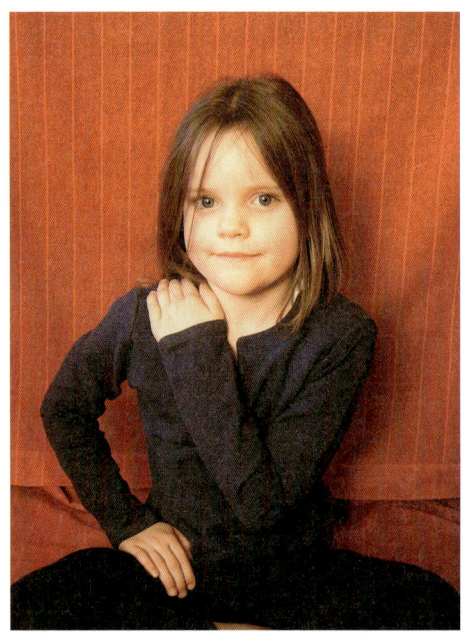

Bettnässen

Es kommt öfter vor, dass auch größere Kinder in der Nacht immer mal wieder aus Versehen ins Bett machen. Oft liegt es daran, dass Stress und Spannungen, die sich tagsüber aufbauen, im Schlaf losgelassen werden. Doch Bettnässen ist unangenehm und belastend. Um die Spannungen auf angenehmere Art loszuwerden, kannst du dir folgende Punkte halten:

Lege deine *linke Hand* auf die **rechte Seite des Rückens unterhalb der letzten Rippen** und deine *rechte Hand* unter die **rechte Pohälfte.**

Und umgekehrt:
rechte Hand auf **linken Rücken**
unterhalb der Rippen
linke Hand unter **linke Pohälfte**

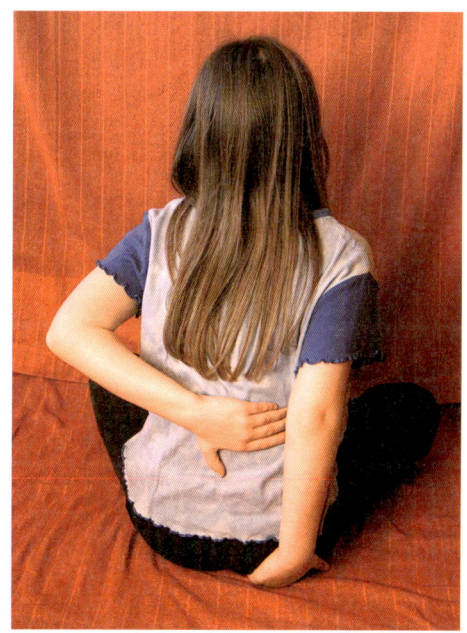

Oder halte die Innenseiten der Ellenbeugen.

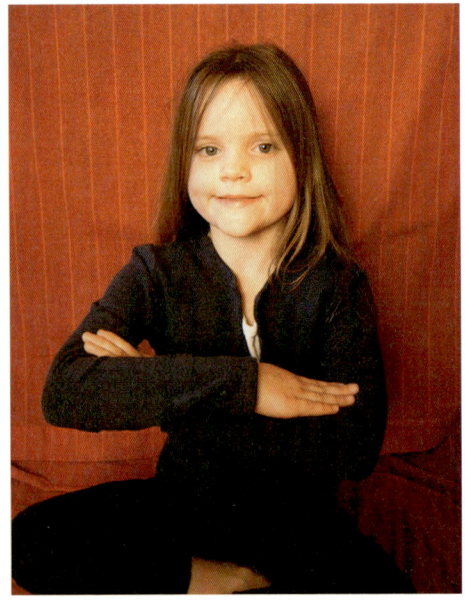

Zugehöriger Finger: *Zeigefinger*

Eifersucht

Immer wieder werden wir – ohne es zu wollen – von Eifersucht und Neid geplagt, was sehr belastend sein kann. Da du selbst der einzige Mensch bist, bei dem du etwas verändern kannst, kannst du auch hier deine eigenen Gefühle harmonisieren und wieder zu Gelassenheit und Lebensfreude kommen.

Dafür halte mit der *rechten Hand* auf der linken Körperrückseite den hintersten Punkt der **Achselhöhle**, mit der *linken Hand* den Punkt an der **rechten Fußaußenseite** ca. eine Handbreit von Beginn des kleinen Zehs entfernt.

Und umgekehrt:
linke Hand
in **rechte Achselhöhle**

rechte Hand
an **linke Fußaußenseite**

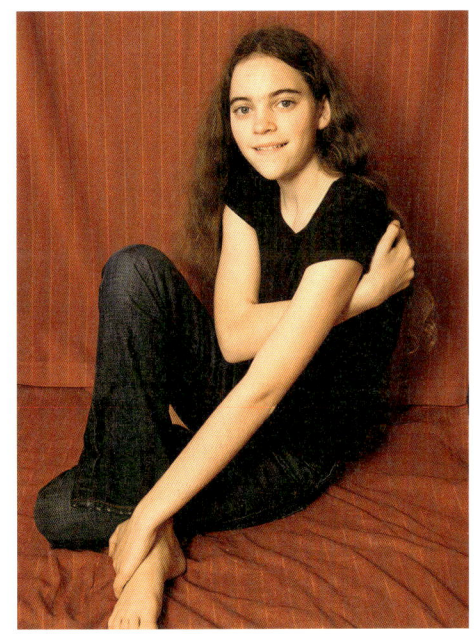

Zugehöriger Finger: *Zeigefinger, Mittelfinger*

Liebeskummer

Der Ringfinger harmonisiert die Einstellung „Traurigkeit". Deshalb denke bei Kummer, Verzweiflung und Traurigkeit immer daran, deinen *Ringfinger* zu halten.

Du kannst auch deine *rechte Hand* auf dein **Brustbein** legen und die *linke Hand* ans **Steißbein**.

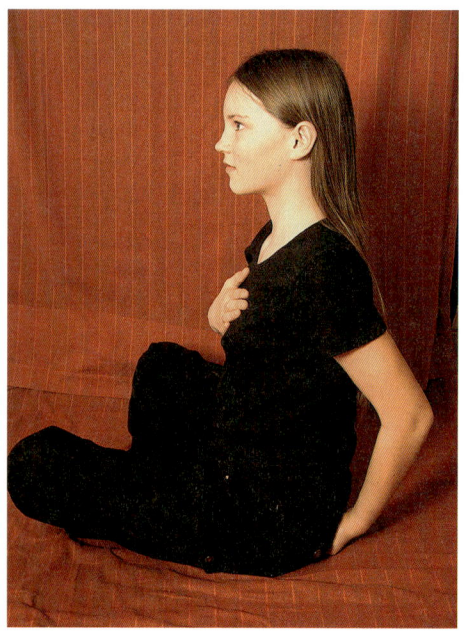

Denke auch bei Ängsten, Traurigkeit, Verzweiflung an den *Zentralstrom* und an die *große Umarmung* mit den 36 Atemzügen.

Rachegefühle

Irgendjemand hat dich verletzt. Du bist wütend. Du willst Rache. Diese Gefühle schaden dir selbst wesentlich mehr als dem anderen. Du kannst dir helfen, aus deiner Wut herauszukommen, die Dinge klarer zu sehen und gut zu reagieren, indem du dir folgende Punkte hältst:

Halte mit der *linken Hand* deine **rechte Fußaußenkante** und lege deine *rechte Hand* in die **rechte Leiste.**

Und umgekehrt:
rechte Hand
an **linke Fußaußenkante**
linke Hand
in **linke Leiste**

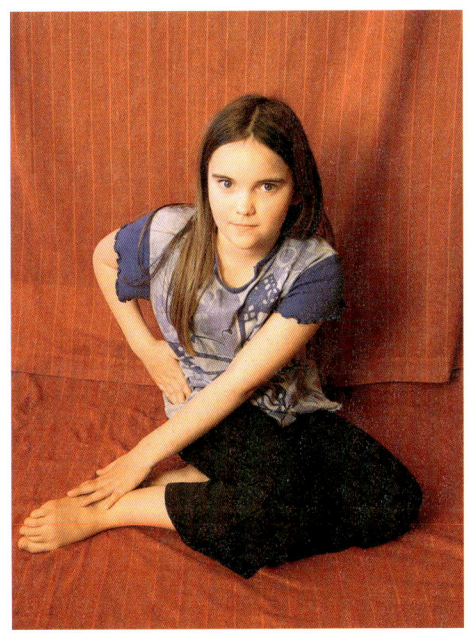

Auch das Halten des *Mittelfingers* harmonisiert deine Wut- und Rachegefühle.

Schock – Schrecken

Wenn dich etwas sehr erschreckt hat oder du dich „wie gelähmt vor Schrecken" fühlst, lege deine *rechte Hand* in den **Nacken** unterhalb der Schädelknochen und deine *linke Hand* auf dein **Brustbein**.

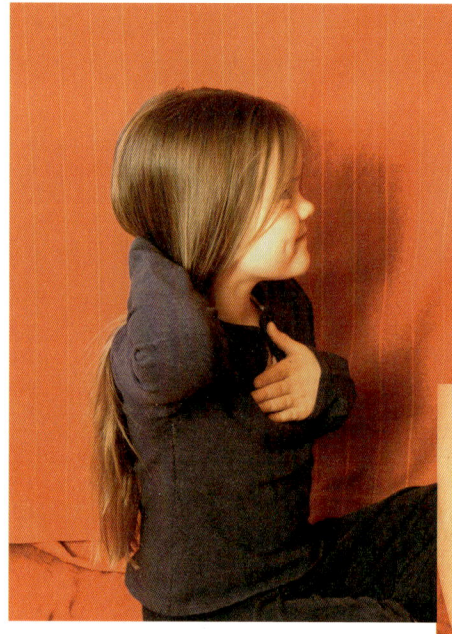

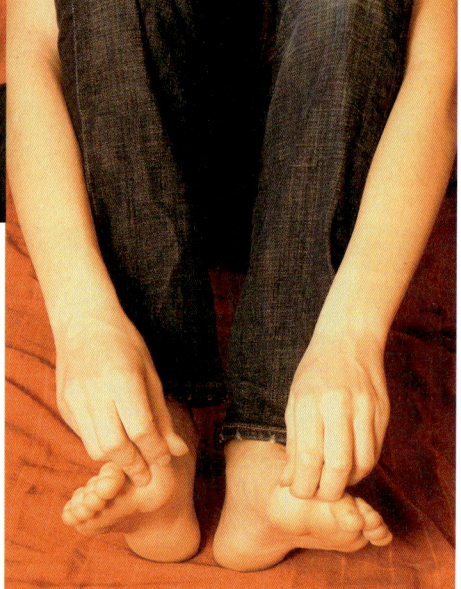

Oder halte einfach deine beiden **großen Zehen**.

Sorge

Wenn du dir Sorgen machst, kannst du deinen *Daumen* halten.

Oder lege die *linke Hand* unter den **rechten Schlüsselbeinknochen** und die *rechte Hand* unter den **linken Schlüsselbeinknochen**.

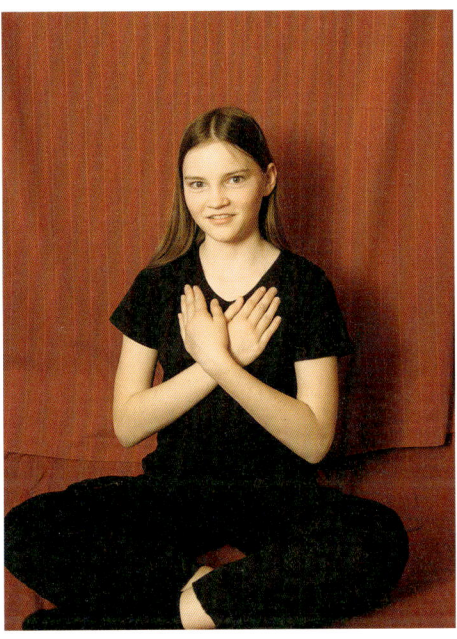

Stimmungsschwankungen

„Himmelhoch jauchzend – zu Tode betrübt", diese Stimmungsschwankungen kennt fast jeder.

Um dich selbst wieder zu harmonisieren, kannst du mit der *linken Hand* den Punkt unter dem **rechten Wangenknochen** halten und mit der *rechten Hand* die **Innenseite des linken Oberschenkels**.

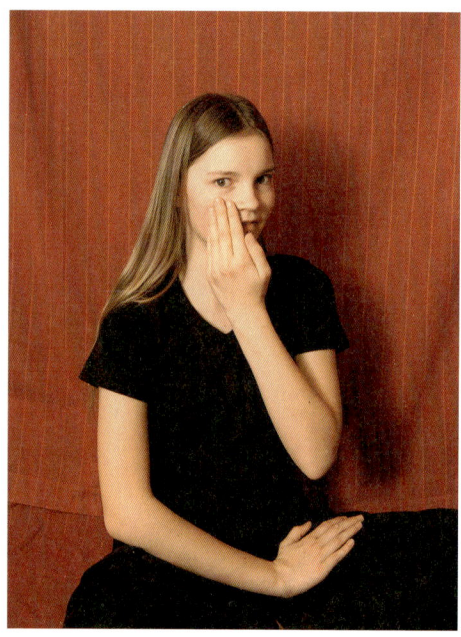

Und umgekehrt:
rechte Hand
unter **linken Wangenknochen**
linke Hand
auf **Innenseite des linken Oberschenkels**

Zugehöriger Finger: *Daumen*

Stress

Wenn du dich gestresst fühlst, setze dich an einen ruhigen Ort, nimm dir Zeit für dich selbst und halte der Reihe nach alle deine Finger.

Oder halte einfach deine *Handgelenke*, um dich wieder zu beruhigen.

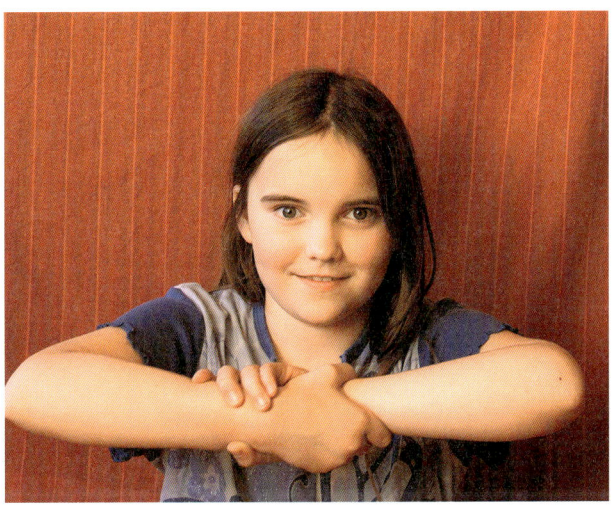

Suchtverhalten

Auch Kinder und Jugendliche haben immer wieder Themen mit Süchten. Sucht nach Süßigkeiten, nach „Gefallen-Wollen", vielleicht auch schon nach Alkohol oder anderen Drogen. Sucht hat immer etwas mit „Suche" zu tun – und im Grunde sind wir unser ganzes Leben immer wieder nur auf der Suche nach uns selbst. Wer sind wir? Was wollen wir? Was ist der Sinn? Diese Fragen tauchen heutzutage schon bei Kindern und natürlich auch bei Jugendlichen auf. Und finden wir keine Antworten auf diese Fragen, landen wir oft in einer Art von Sucht, von „Ersatzhandlung".

Sucht – Suchen – wir sind auf der Suche, wir lenken uns ab. Was kann uns helfen?

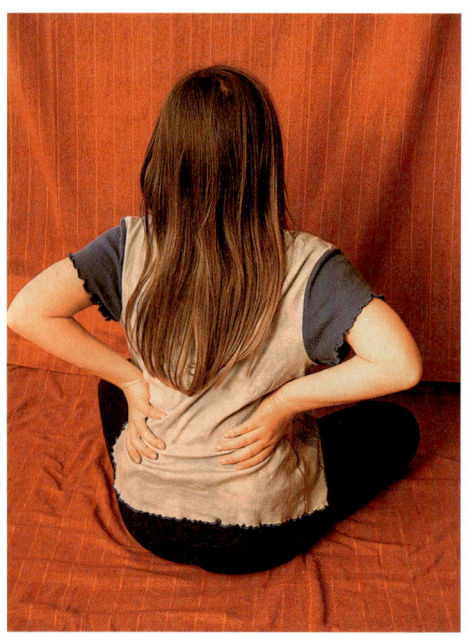

Stütze deine Hände in die Hüften, und zwar unterhalb der letzten Rippenbögen.

Oder halte einfach deine *Daumen.*

Trauer – Traurigkeit

Bei Traurigkeit und Trauer hilft es dir, wenn du deinen *Ringfinger* hältst.

Oder lege deine *rechte Hand* in die **rechte Leiste** und die *linke Hand* unter das **rechte Schlüsselbein**.

Und umgekehrt:
linke Hand
in **linke Leiste**

rechte Hand
unter das **linke Schlüsselbein**

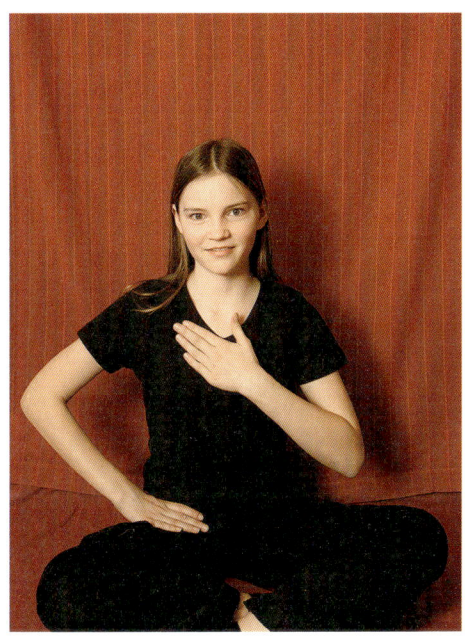

Unzufriedenheit

Wie oft sind wir unzufrieden – mit uns selbst, mit den Eltern, mit Freunden, mit Situationen usw.

Du kannst dich selbst wieder in die Zufriedenheit bringen, indem du mit der *rechten Hand* die **Außenseite** deiner **rechten Kniekehle** hältst und mit der *linken Hand* die **Außenseite** deiner **linken Kniekehle**.

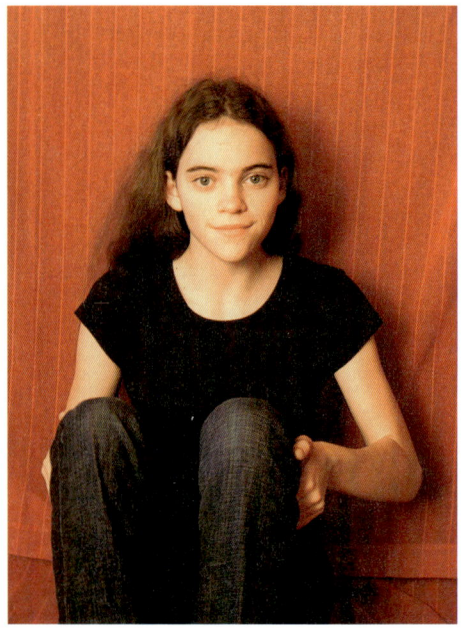

Zugehöriger Finger: *Ringfinger*

Verzweiflung

Die erste Hilfe bei Verzweiflung besteht darin, den *kleinen Finger* zu halten oder dir selbst eine *große Umarmung* zu geben.

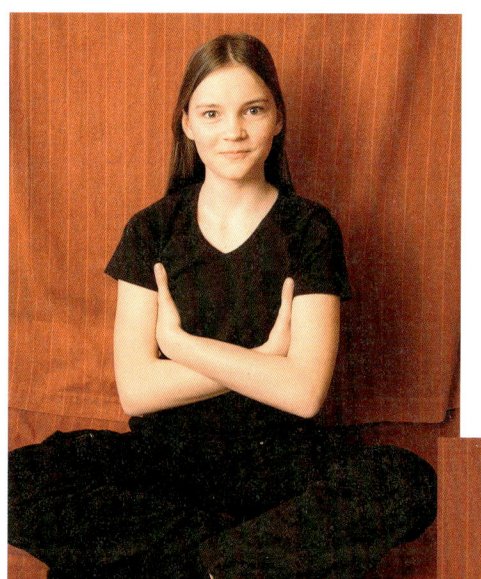

Eine weitere Möglichkeit ist, deine *rechte Hand* auf deine **linke Schulter** zu legen, und zwar etwas weiter hinunter auf den Rücken. Die *linke Hand* legst du in die **linke Leiste**.

Und umgekehrt:
linke Hand auf **rechte Schulter**
rechte Hand in **rechte Leiste**

Wut

Unser „Wut-Finger" ist der *Mittelfinger*, diesen zu halten harmonisiert Wut und Ärger.

Du kannst auch deine *rechte Hand* auf den **Bauch unter den letzten rechten Rippenbogen** legen und deine *linke Hand* auf die **linke Bauchseite unter den linken letzten Rippenbogen.**

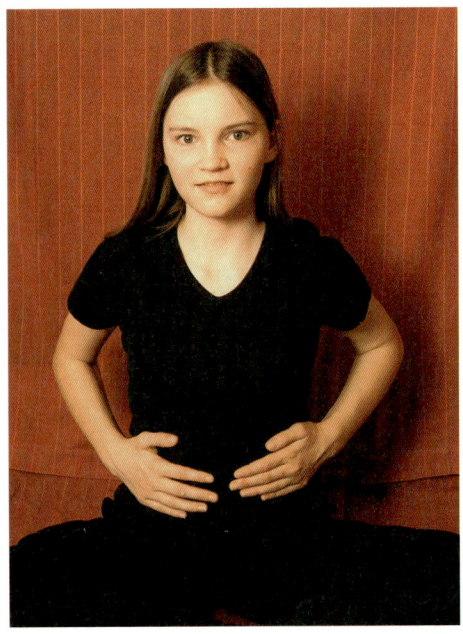

Hilfe für meinen Körper von A bis Z

Allergien

Viele Menschen leiden unter den verschiedensten Allergien, und dies ist ein so vielschichtiges Gebiet, dass es im Grunde kein „Wundermittel" für alles gibt. Wichtig ist, das Immunsystem zu stärken, den Körper dabei zu unterstützen, dass er besser mit den verschiedensten „Stoffen" klarkommt.

Um deinen Körper dabei zu unterstützen, halte mit der *linken Hand* deine **rechte Schulter** etwas weiter am Rücken und lege deine *rechte Hand* in die **rechte Leiste**.

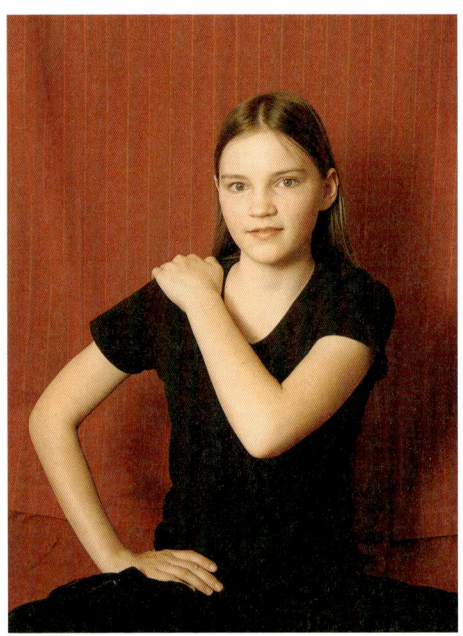

Und umgekehrt:
rechte Hand auf **linke Schulter**
linke Hand in **linke Leiste**

Oder halte deine **Ellenbeugen auf der Daumenseite.**

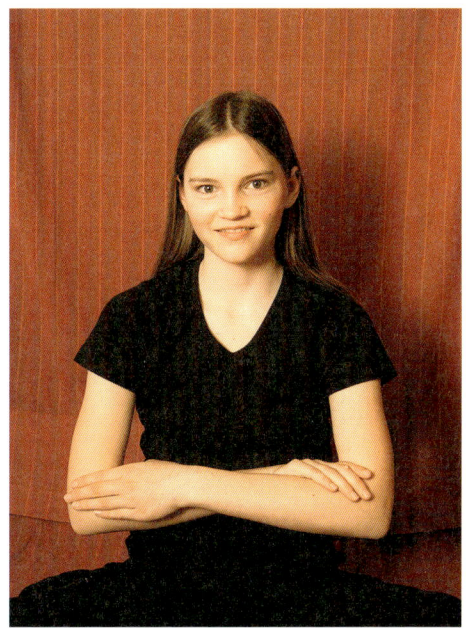

Asthma

Wenn du an Atemnot oder an Asthma leidest, lege die *linke Hand* auf die **rechte Seite des Bauches unter den Rippenbogen** und die *rechte Hand* unter das **rechte Schlüsselbein**.

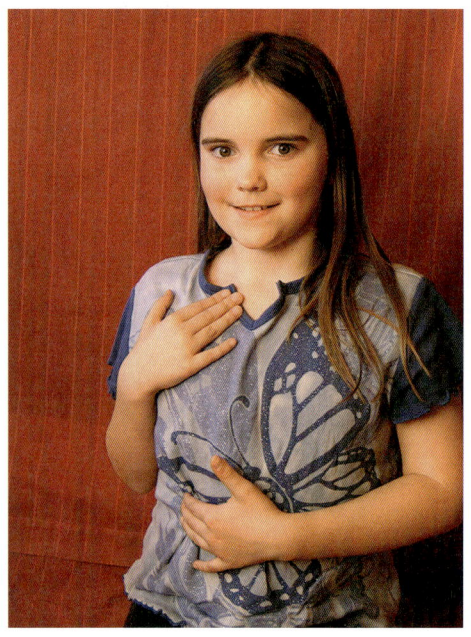

Und umgekehrt:
rechte Hand
unter **linken Rippenbogen**
linke Hand
unter **linkes Schlüsselbein**

Oder lege die *rechte Hand* auf die **Innenseite des linken Knies** und die *linke Hand* auf die **Innenseite des rechten Knies**.

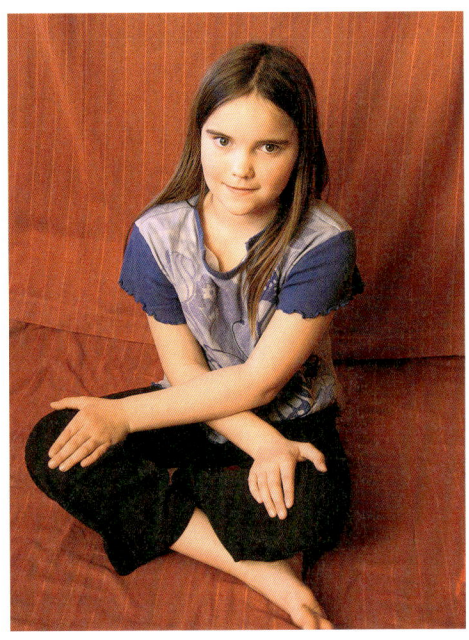

Zugehöriger Finger: *Ringfinger*

Augenprobleme

Bei den verschiedensten Augenproblemen (Entzündungen, Sehschwächen, Schielen usw.) kannst du deine Augen folgendermaßen stärken:

Wenn das *linke Auge* betroffen ist, legst du die *rechte Hand* auf die **linke Stirnseite** oberhalb der Augenbraue und die *linke Hand* auf die **rechte Seite des Nackens** unterhalb des Schädelknochens.

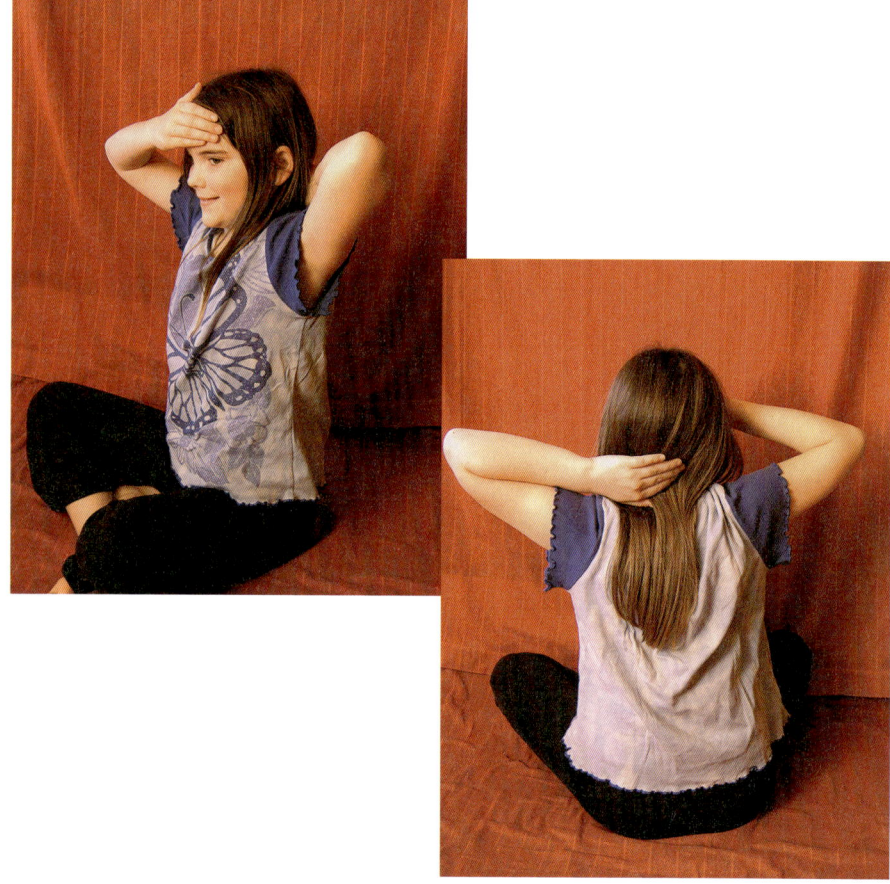

Wenn das *rechte Auge* betroffen ist legst du die *linke Hand* auf die **rechte Stirnseite** oberhalb der Augenbraue und die *rechte Hand* auf die **linke Seite des Nackens** unterhalb des Schädelknochens.

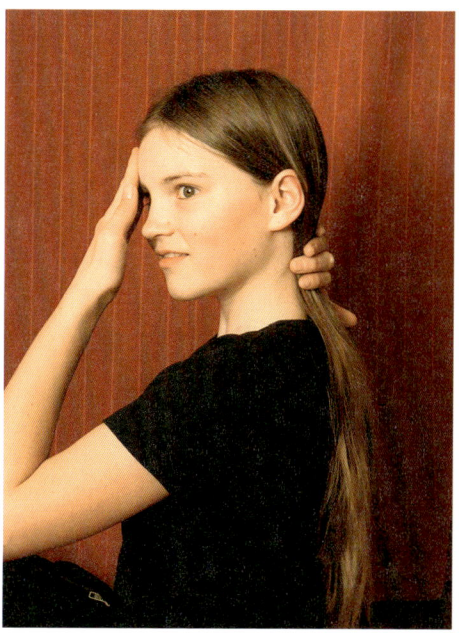

Bauchschmerzen

Um deine Verdauung gesund und stark zu halten, ist es wichtig, dass du gute, frische und gesunde Nahrung zu dir nimmst: eine gute Mischung zwischen Obst und Gemüse, Getreide, Fleisch (nicht zu viel) und Hülsenfrüchten. Zucker, zu viel Fett, Fertigprodukte schaden dem Körper und führen zu Übersäuerung und Verdauungsproblemen. Deshalb achte auf eine gesunde Ernährung.

Bei Bauchschmerzen kannst du dir die **Innenseiten der Knie** überkreuz halten.

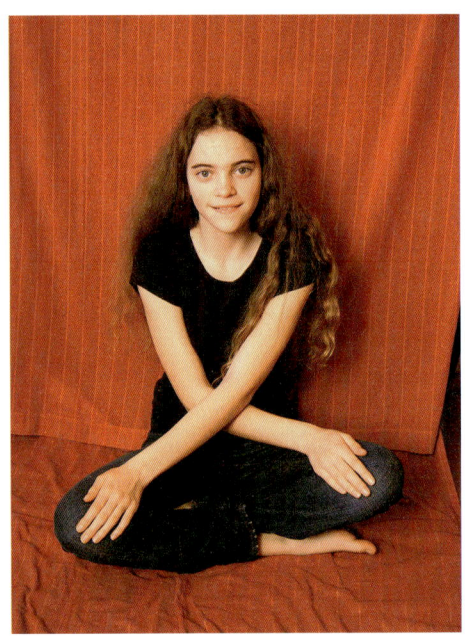

Eine weitere Möglichkeit ist, die **Hände überkreuz auf den Bauch** zu legen.

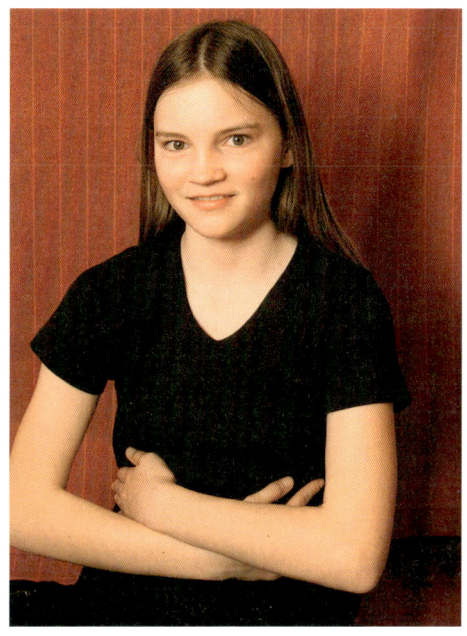

Zugehöriger Finger: *Daumen*

Bluten

Eine ganz einfache Hilfe bei blutenden Wunden ist, die *rechte Hand* **auf die Wunde** zu legen und die *linke Hand* **über die rechte**.

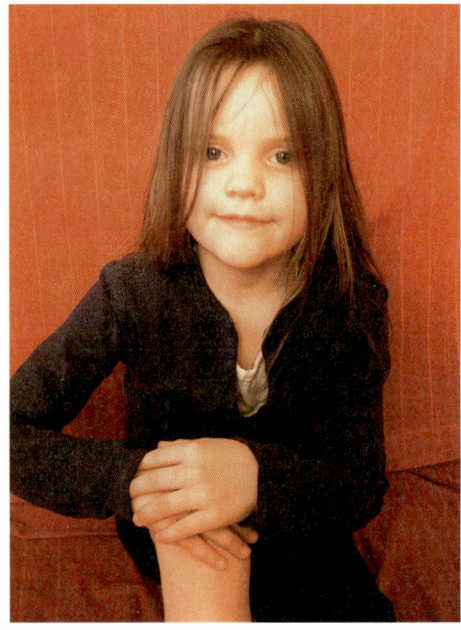

Daumenlutschen

Daumenlutschen tun nur kleine Kinder – denken viele. Und doch stimmt das so nicht. Eine gute Freundin von mir war längst erwachsen und litt sehr darunter, dass sie immer noch, vor allem abends im Bett, an ihrem Daumen lutschte. Das Interessante daran ist, dass auch Daumenlutschen harmonisiert – fast wie Finger halten.

Also kannst du einfach deinen *Daumen* halten.

Oder du gibst dir selbst eine *große Umarmung* und machst die 36 Atemzüge.

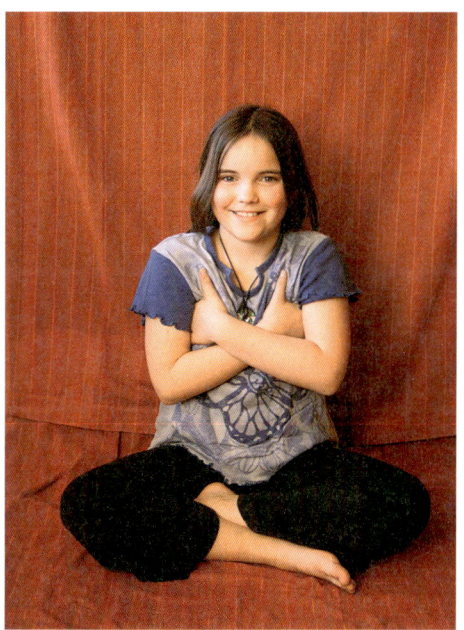

Durchfall

Wenn du Durchfall hast, achte sehr auf deine Ernährung. Iss keinen Zucker und keine Fertigprodukte, sondern schonende, gesunde Nahrung.

Du kannst dir selbst helfen, indem du dir die **Außenseiten der Knie-kehlen** hältst.

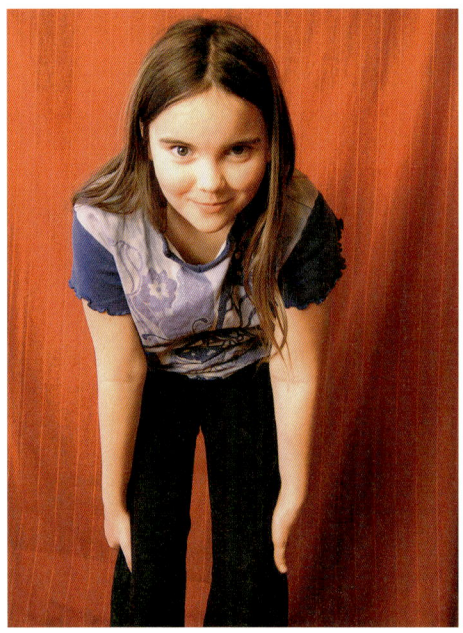

Du kannst auch die *linke Hand* auf die **rechte Schulter** legen und die *rechte Hand* auf den **rechten unteren Rücken oberhalb des Hüftknochens**.

Und umgekehrt:
rechte Hand
auf **linke Schulter**
linke Hand
auf **linken unteren Rücken oberhalb des Hüftknochens**

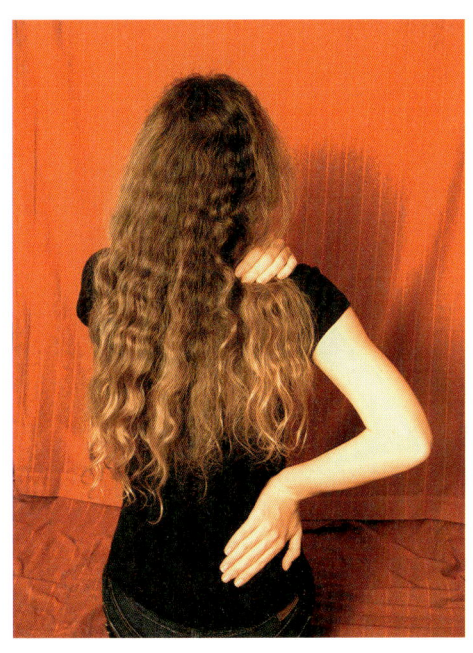

Einschlafen

Wenn du abends im Bett liegst und nicht einschlafen kannst, halte dir die Punkte im **Nacken** unterhalb der Schädelbasis. Dies wird dir helfen, dich zu entspannen.

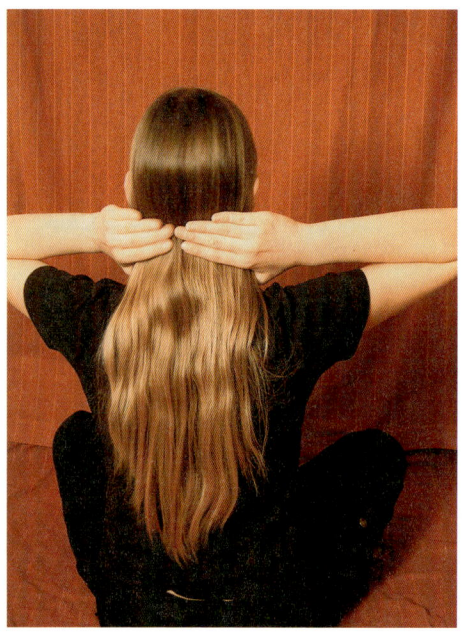

Wenn du häufig Schlafprobleme hast, ströme dir regelmäßig den **Zentralstrom**.

Erkältung

Wenn du spürst, dass eine Erkältung im Anmarsch ist, halte mit der *linken Hand* den Punkt **unterhalb der rechten Schulter** zwischen der oberen Ecke des Schulterblatts und der Wirbelsäule. Mit der *rechten Hand* bilde einen **Ring mit Daumen und Zeigefinger**, danach mit **Daumen und Mittelfinger**, dann mit **Daumen und Ringfinger** und am Schluss mit **Daumen und kleinem Finger**.

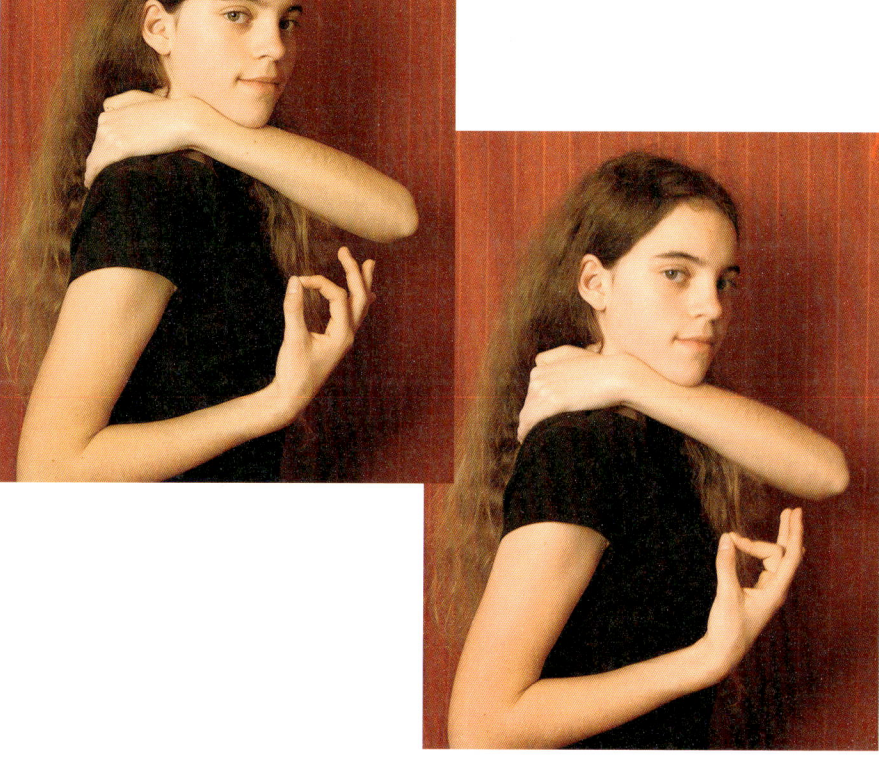

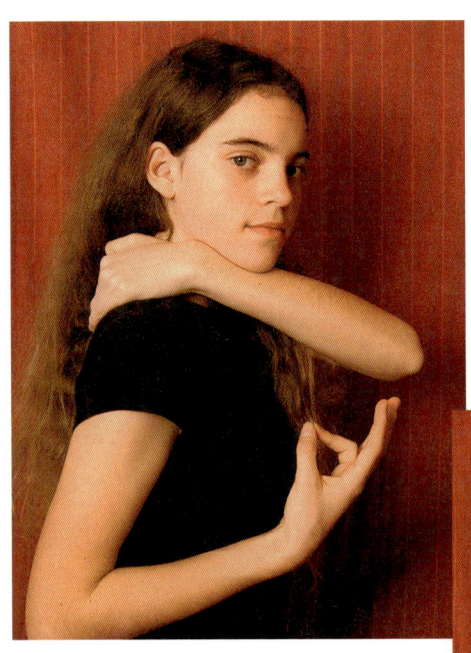

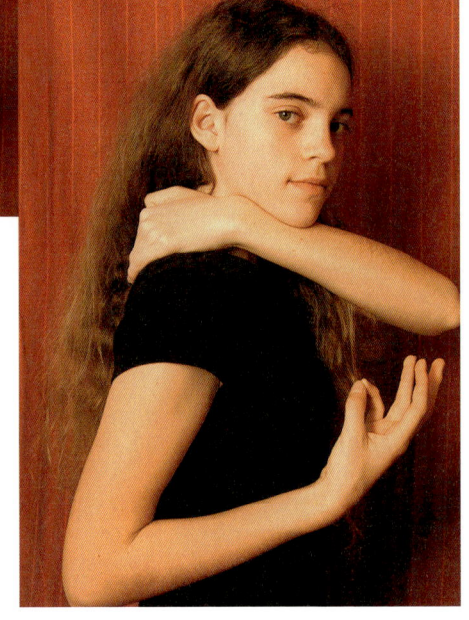

Und umgekehrt: *rechte Hand* auf **linke Schulter**
linke Hand: **Ring zwischen Daumen und Zeigefinger, Daumen und Mittelfinger, Daumen und Ringfinger** und **Daumen und kleinem Finger**

Fieber

Fieber kann sehr anstrengend und kräfteraubend sein. Du kannst deinen Körper unterstützen, indem du die gleichen Punkte hältst wie bei einer Erkältung: die *linke Hand* auf die **rechte Schulter** (zwischen obere Ecke Schulterblatt und Wirbelsäule). Mit der *rechten Hand* machst du zuerst einen **Ring zwischen Daumen und Zeigefinger**, danach **zwischen Daumen und Mittelfinger**, anschließend zwischen **Daumen und Ringfinger** und am Ende zwischen **Daumen und kleinem Finger**. Während der ganzen Zeit bleibt die linke Hand auf der rechten Schulter.

Anschließend kannst du das Ganze umgekehrt machen, also: *linke Hand* auf **rechte Schulter** und mit der *rechten Hand* die Ringe zwischen **Daumen und den anderen Fingern**.

Außerdem gibt es die Jin Shin Jyutsu® Wadenwickel-Variante: Du hältst dir einfach deine **Waden**. Oder du lässt sie dir halten.

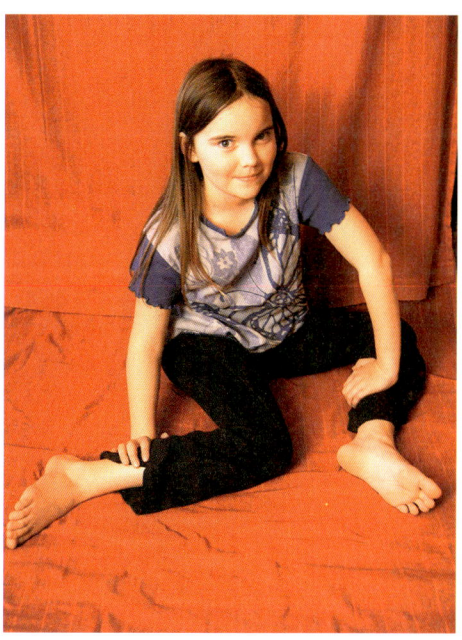

Frieren

Wenn du frierst, kannst du entweder mit jeder Hand einen **Ring aus Daumen und Zeigefinger** machen.

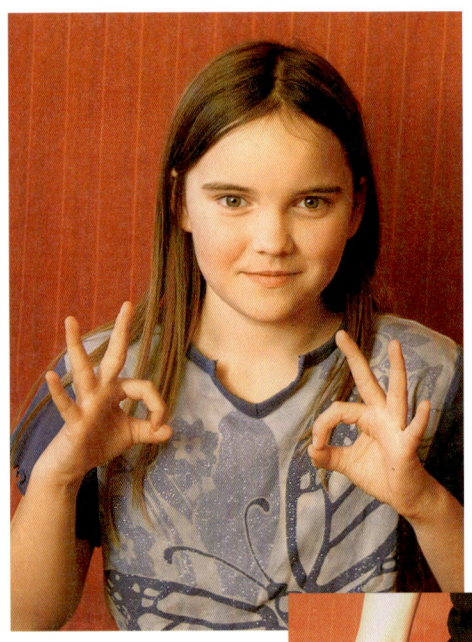

Oder du hältst deine
Waden.

Halsschmerzen

Bei Halsschmerzen kannst du die *rechte Hand* auf die **linke Wange** unterhalb des Wangenknochens legen und die *linke Hand* unter das **linke Schlüsselbein.**

Und umgekehrt:
linke Hand
auf **rechte Wange**
rechte Hand
unter **rechtes Schlüsselbein**

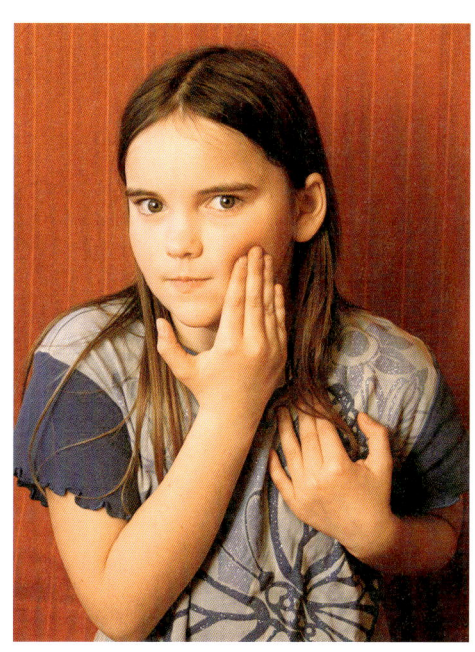

Oder du legst die *linke Hand* auf die **rechte Schulter** an die linke obere Ecke des Schulterblattes und die *rechte Hand* in die **rechte Leiste**.

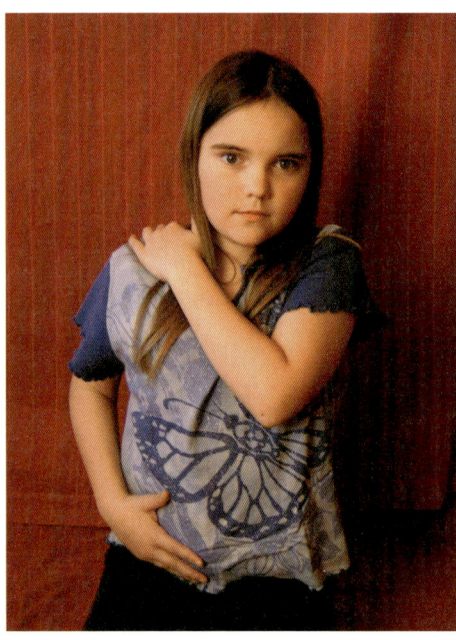

Und umgekehrt:
rechte Hand auf **linke Schulter**
linke Hand in **linke Leiste**

Zugehöriger Finger: *Daumen*

Hautprobleme

Hautprobleme wie Pickel, unreine Haut, Hautallergien usw. haben verschiedenste Ursachen.

Harmonisiere dich insgesamt, indem du einfach nacheinander deine **Finger** hältst.

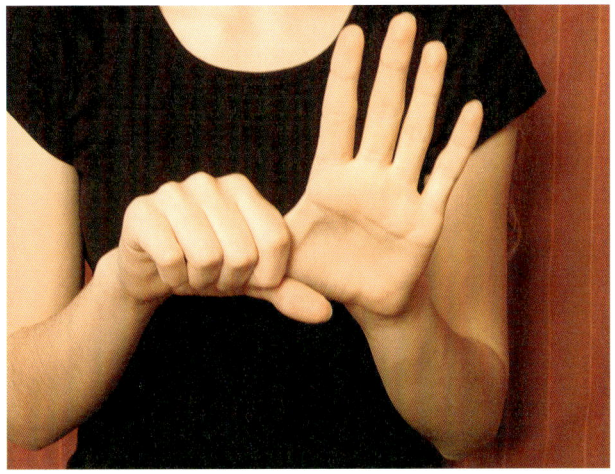

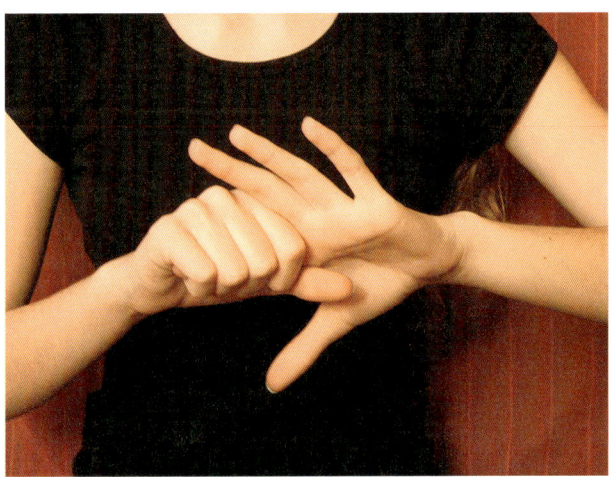

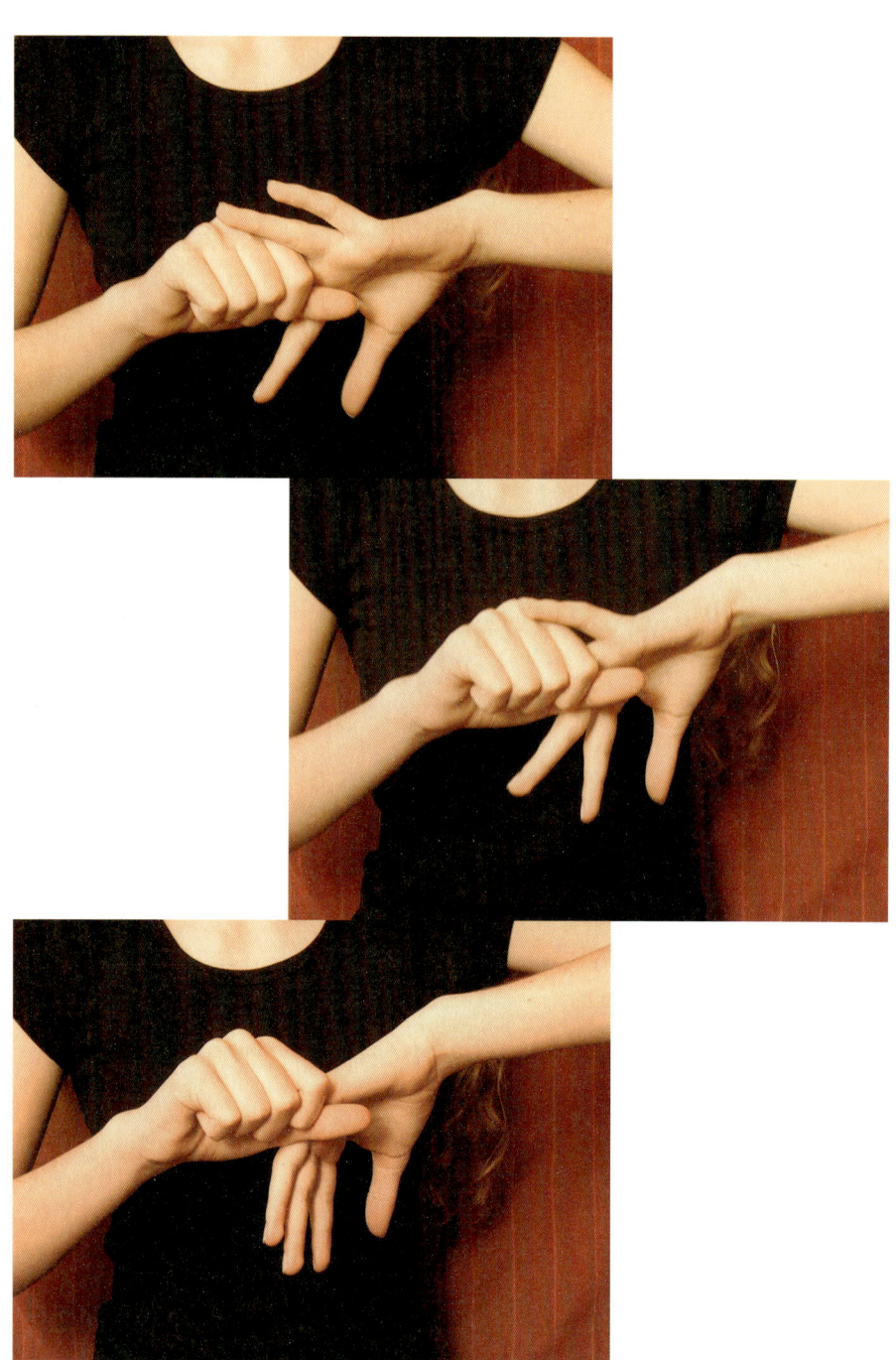

Husten

Um den Husten zu lindern, lege beide Hände auf deinen **Brustkorb**.

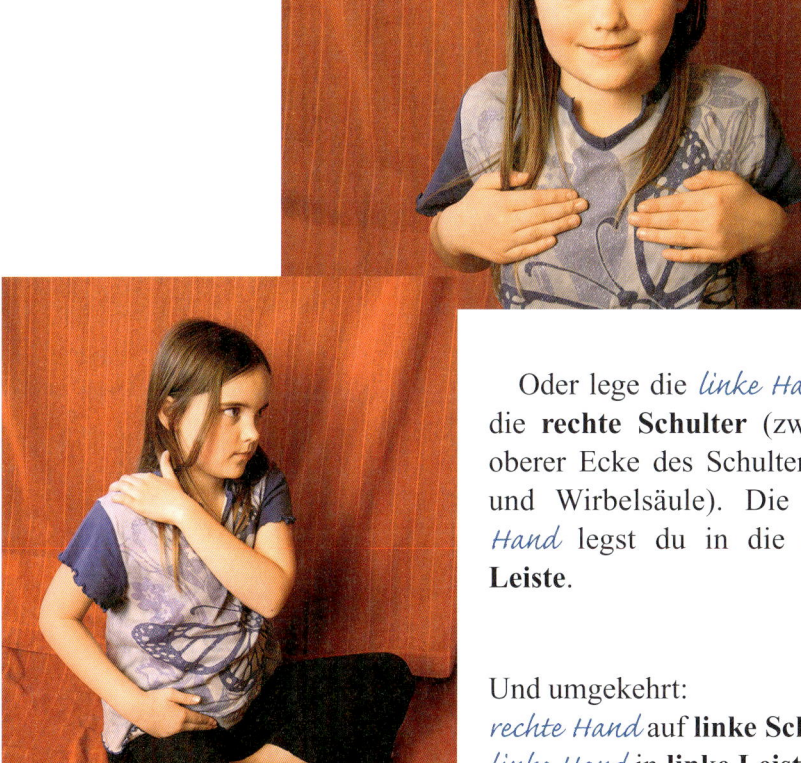

Oder lege die *linke Hand* auf die **rechte Schulter** (zwischen oberer Ecke des Schulterblattes und Wirbelsäule). Die *rechte Hand* legst du in die **rechte Leiste**.

Und umgekehrt:
rechte Hand auf **linke Schulter**
linke Hand in **linke Leiste**

Zugehöriger Finger: *Ringfinger*

Insektenstiche

Bei Insektenstichen legst du die *linke Hand* auf den Stich. Die *rechte Hand* über die linke Hand.

Rechte Hand auf linker Hand hilft, Eiter, Insektengift usw. aus dem Körper zu ziehen.

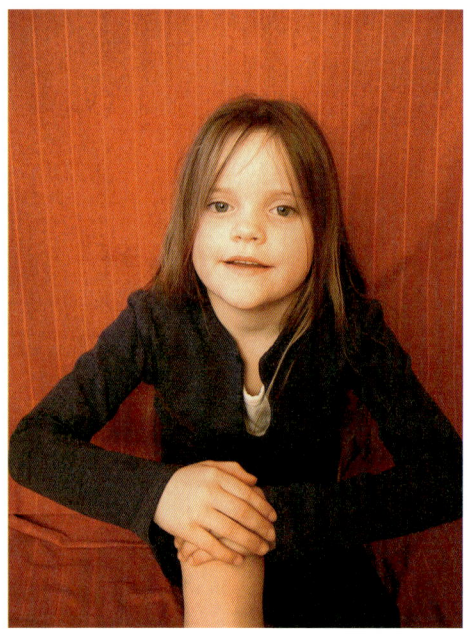

Knochenbrüche

Bei Knochenbrüchen muss man natürlich zum Arzt und den Bruch schienen oder eingipsen lassen.

Du selbst kannst den Heilungsprozess unterstützen, indem du deine beiden Hände in die **Leisten** legst.

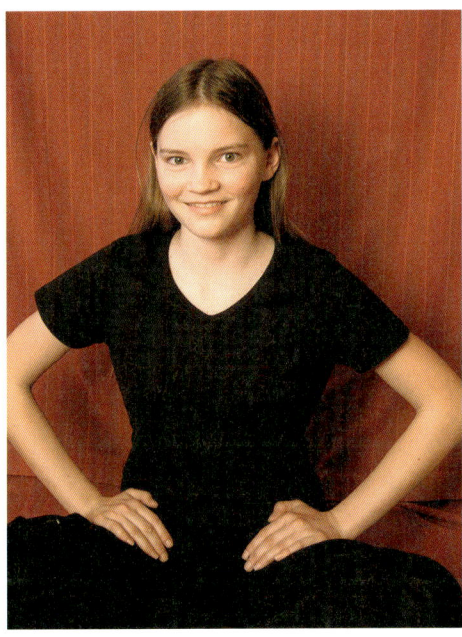

Kopfschmerzen

Um Kopfschmerzen zu lindern, kannst du dir einfach die **Innenseite deiner Knie überkreuz** halten.

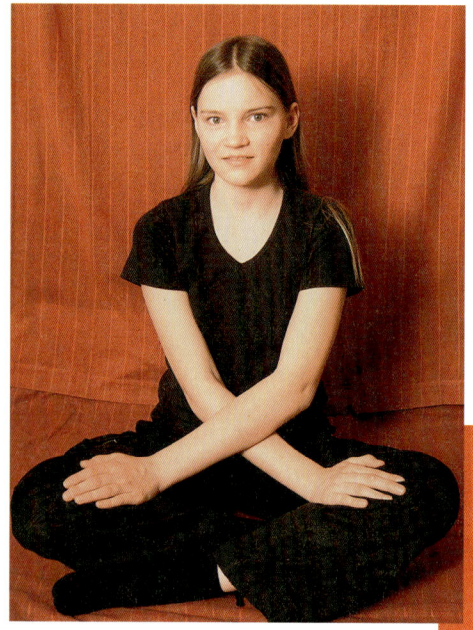

Oder du hältst dir deine **Fersen**.

Zugehöriger Finger: *Daumen*

Migräne

Es gibt einige Kinder und Jugendliche, die unter Migräne leiden und geplagt sind von heftigen Kopfschmerzen, oft begleitet von Übelkeit und Schwindel.

Du kannst dir selbst helfen, indem du deine beiden **großen Zehen** hältst. Oder sie die halten lässt.

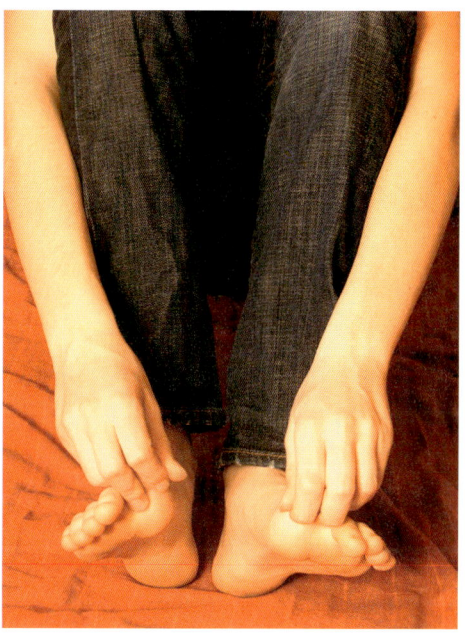

Nase verstopft oder Nasenbluten

Lege eine Hand in deinen **Nacken** unterhalb der Schädelbasis. Die andere Hand legst du zuerst auf die **rechte Wange** unterhalb des Wangenknochens und danach auf die **linke Wange**.

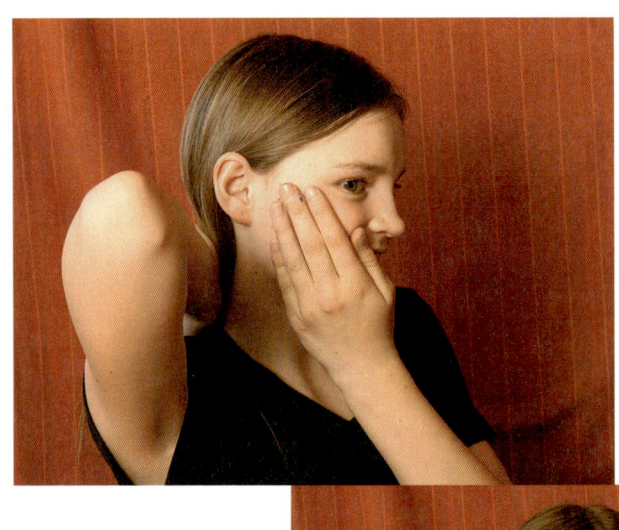

Ohrenschmerzen

Um Ohrenschmerzen zu lindern, lege die *linke Hand* in deinen **Nacken** und die *rechte Hand* auf deine **linke Stirn**.

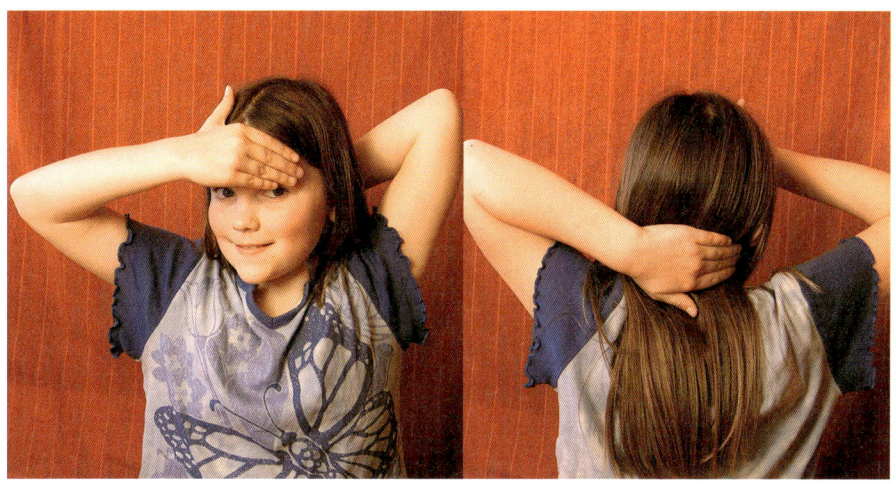

Und umgekehrt:
rechte Hand in **Nacken** *linke Hand* auf **rechte Stirn**

Zugehöriger Finger: *kleiner Finger*

Rückenprobleme

Da wir oft Stunden am Tag sitzend verbringen, sei es in der Schule, am Schreibtisch oder vor dem Fernseher oder Computer, haben viele Rückenprobleme. Deswegen ist es sehr wichtig, sich zu bewegen und Sport zu treiben. Um deinen Rücken außerdem noch zu stärken, hilft dir der *Zentralstrom*.

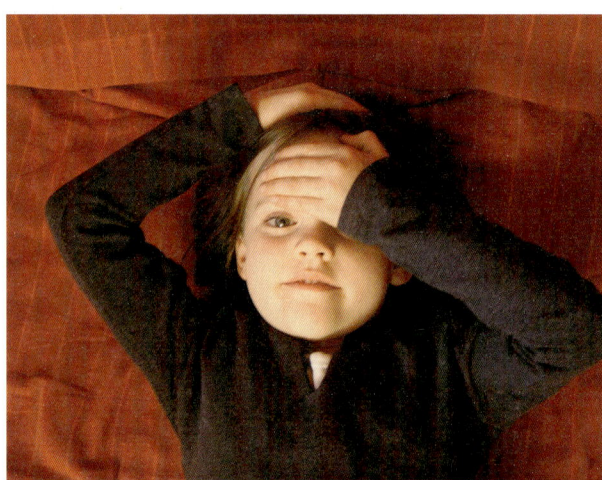

1. Die *rechte Hand* liegt auf der **Kopfmitte**, die *linke Hand* liegt **auf der Stirn**

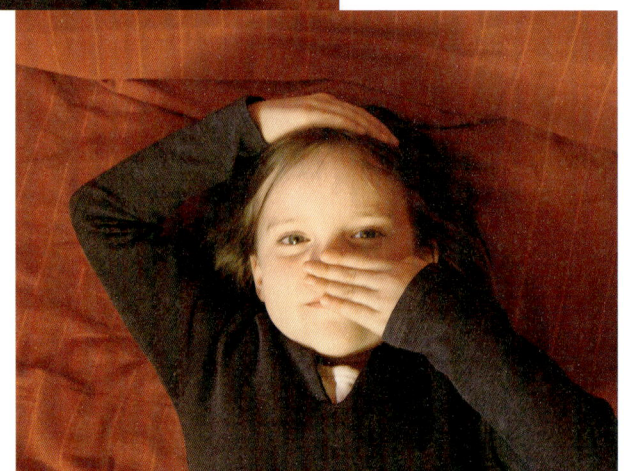

2. Die *rechte Hand* bleibt auf der **Kopfmitte**, die *linke Hand* geht auf **Nasenrücken** und **Nasenspitze**

3. Die *rechte Hand*
   bleibt auf der
   Kopfmitte, die
   linke Hand liegt
   am **Hals-
   grübchen**

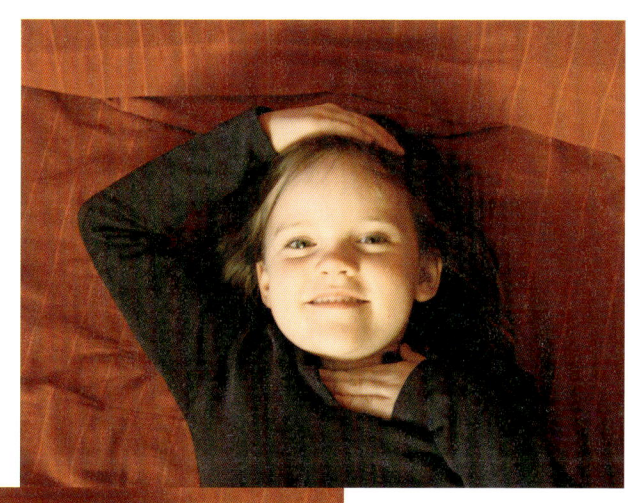

4. Die *rechte Hand*
   bleibt auf der
   Kopfmitte, die
   linke Hand liegt
   auf der **Mitte des
   Brustbeins**

5. Die *rechte Hand* bleibt auf der **Kopfmitte**, die *linke Hand* liegt ungefähr **zwei Fingerbreit oberhalb des Nabels**

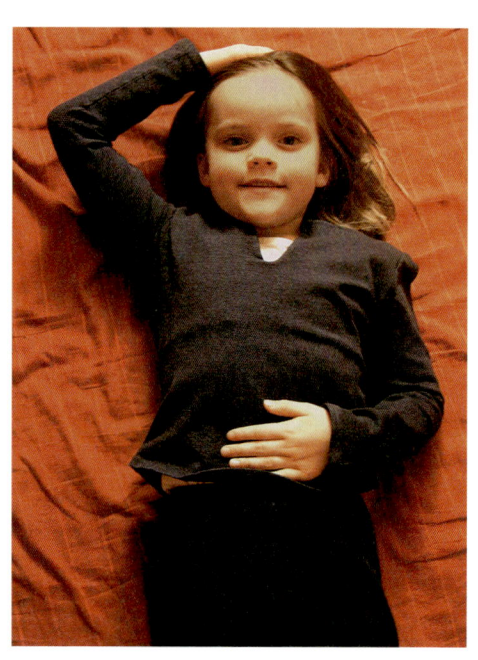

6. Die *rechte Hand* bleibt
   auf der **Kopfmitte**, die *linke
   Hand* liegt auf dem **Schambein**

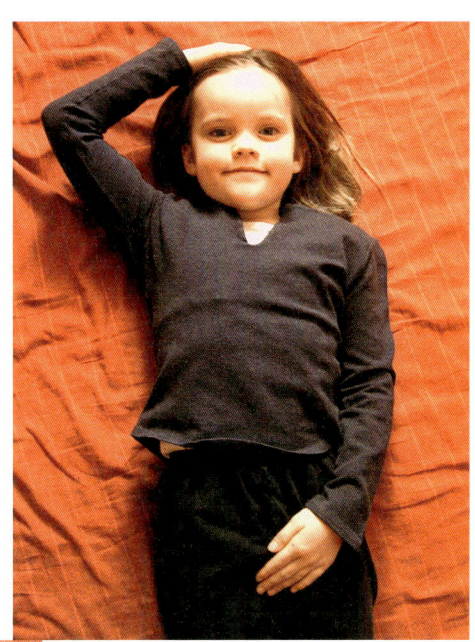

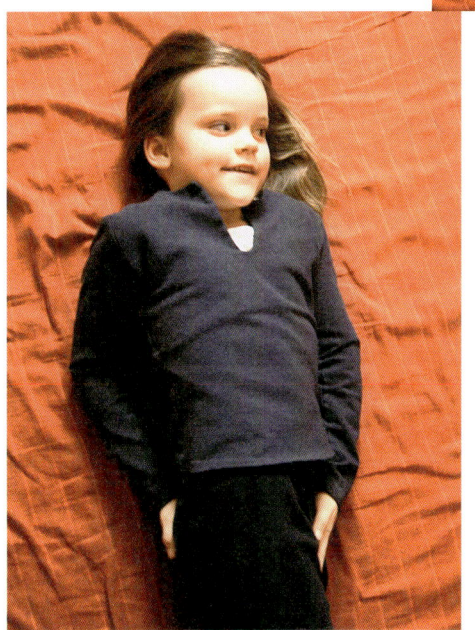

7. Die *rechte Hand* wandert zum
   Steißbein, während die *linke
   Hand* auf dem **Schambein**
   bleibt.

Schmerzen

Es gibt ja viele verschiedene Arten von Schmerzen und einige davon (z. B. Bauchschmerzen, Zahnschmerzen usw.) sind noch einmal extra aufgelistet. Es gibt im Jin Shin Jyutsu einen ganz bestimmten „Schmerzgriff", der alle Arten von Schmerzen lindert: die **Fersen halten**.

Wenn du dich selbst strömst, ist es am bequemsten, wenn du die *rechte Ferse* mit der *linken Hand* an der Innenseite und mit der *rechten Hand* an der Außenseite hältst,

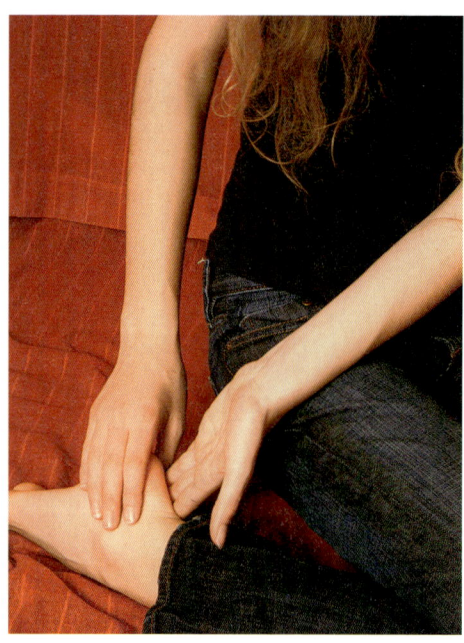

und danach die *linke Ferse* mit der *rechten Hand* an der Ferseninnenseite und mit der *linken Hand* an der Außenseite.

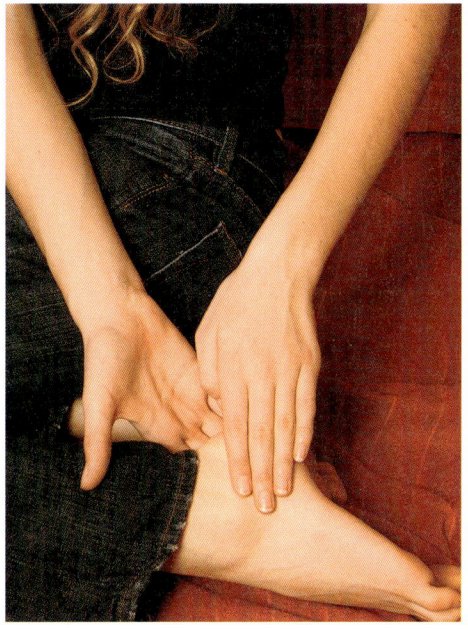

Schwindel

Bei Schwindel kannst du dir selbst helfen, indem du **eine Hand in deinen Nacken** legst und die **andere Hand auf die Stirn**.

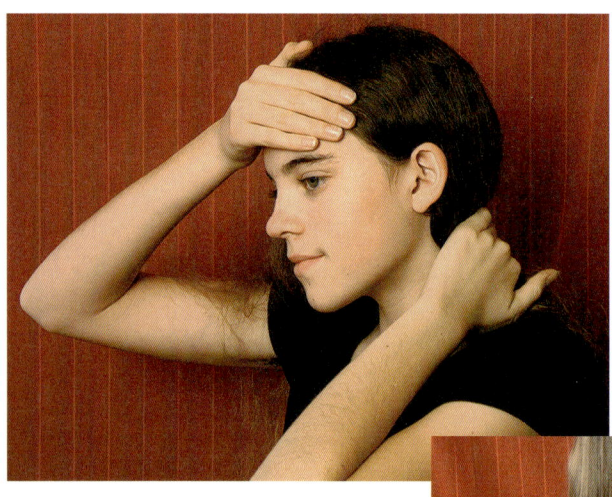

Oder lege deine beiden **Hände auf den unteren Rücken** oberhalb des Hüftknochens.

Sonnenbrand

Sonnenbrand kannst du lindern, indem du dir deine beiden **Waden** hältst.

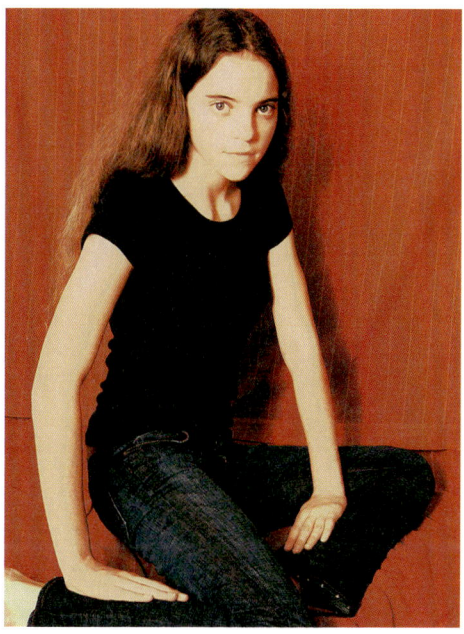

Übelkeit

Bei Übelkeit kannst du dir selbst helfen, indem du **überkreuz** die **Innenseiten deiner Knie** hältst.

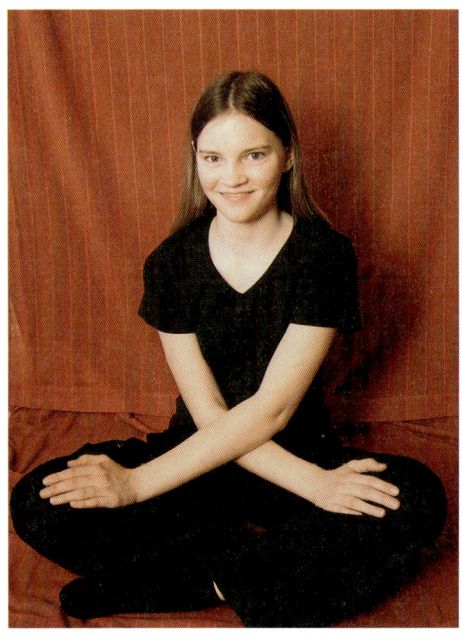

Oder lege die Hände auf deinen **Bauch** unterhalb des Rippenbogens.

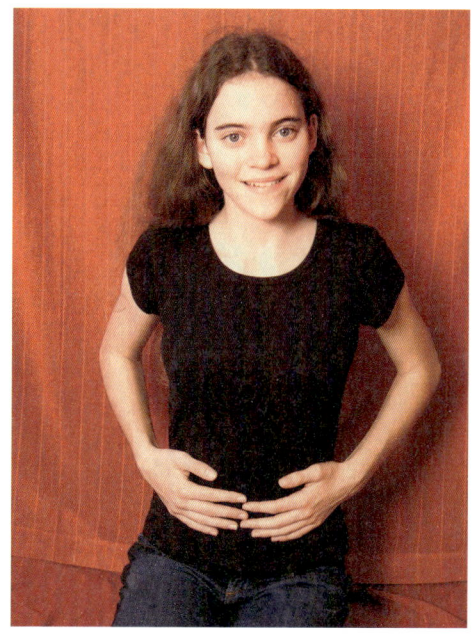

Zugehöriger Finger: *Daumen*

Verbrennung

Um Verbrennungen zu lindern, **lege beide Hände nebeneinander über die betroffene Stelle**.

Wenn eine direkte Berührung mit der Haut schmerzt, halte einfach ein paar Millimeter Abstand, das heißt, dass etwas Luft zwischen Haut und Händen ist.

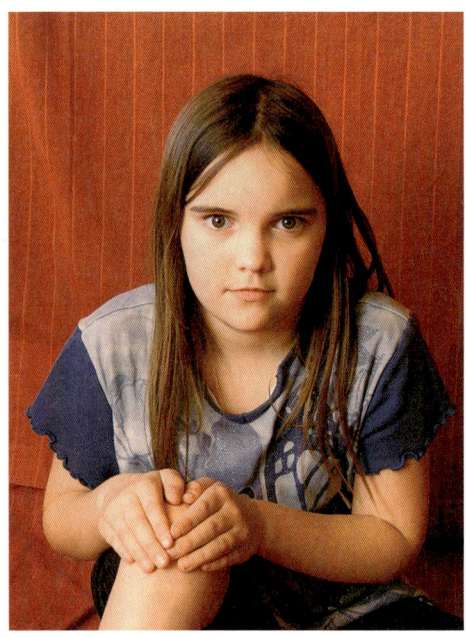

Verschlucken

Wenn du dich verschluckst, hilft es sofort, wenn du dir die **Innenseite der Oberschenkel** hältst.

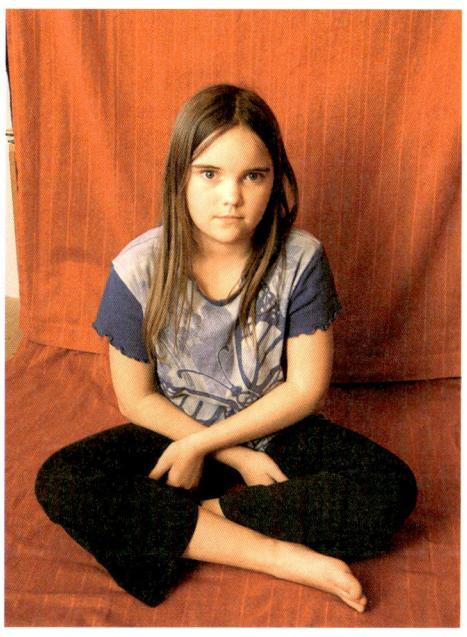

Verstopfung

Wenn du Schwierigkeiten mit dem Stuhlgang hast, er zu hart ist und du dich damit rumquälst, halte dir die **Innenseite der Knie** oder auch die **Innenseite der Oberschenkel**. Das kannst du auch direkt auf der Toilette tun, wenn nichts vorwärtsgeht.

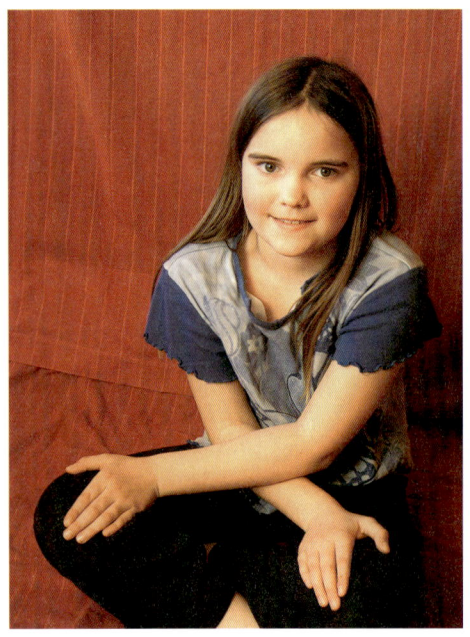

Zugehöriger Finger: *kleiner Finger*

Völlegefühl

Wenn du nach dem Essen ein unangenehmes Völlegefühl im Bauch hast, das Gefühl hast, dich „überfressen" zu haben, halte dir einfach die **Innenseite deiner Oberschenkel**.

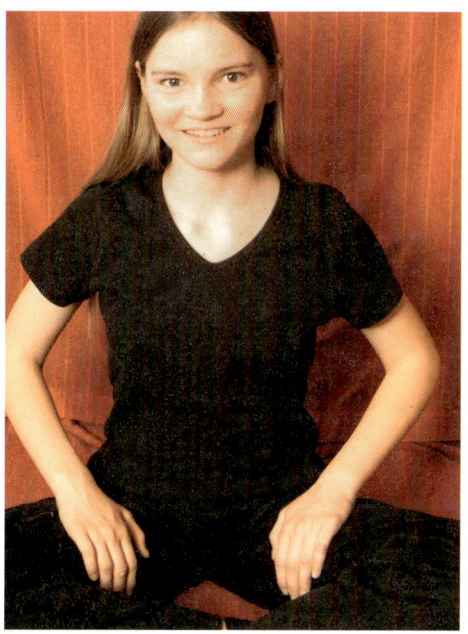

Zugehöriger Finger: *Daumen*

Zahnschmerzen

Wenn du Zahnschmerzen hast, kannst du in der Zeit, bis du einen Termin beim Zahnarzt bekommst, die Schmerzen lindern, indem du folgende Punkte hältst:

Bei Zahnschmerzen auf der linken Seite: halte mit der *rechten Hand* deine **rechte Wade** und mit der *linken Hand* deine **rechte Ferse**.

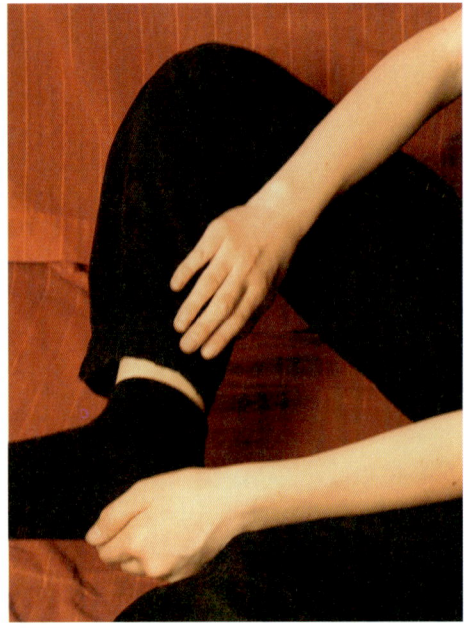

Bei Zahnschmerzen auf der **rechten Seite**: Halte mit der *linken Hand* deine **linke Wade** und mit der *rechten Hand* deine **linke Ferse**.

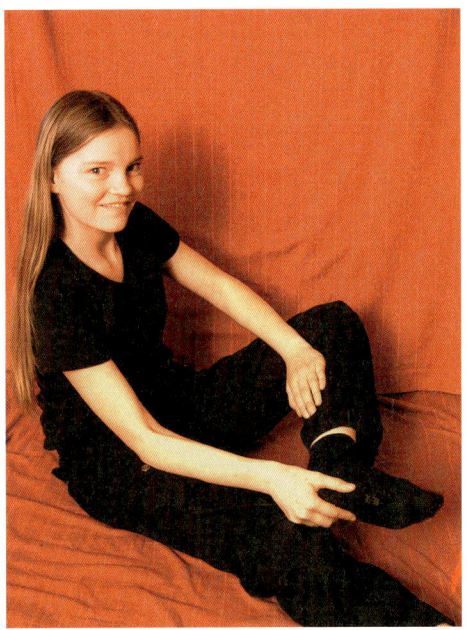

Register/Stichwortverzeichnis

Dank

Ich danke Mary Burmeister und Jiro Murai für die Wiederentdeckung und Weitervermittlung des alten Wissens des Jin Shin Jyutsu und

den Lehrern, die dieses Wissen jetzt immer noch weitertragen.

Ich danke Brigitta Meinhard, die mir das Jin Shin Jyutsu mit all der Philosophie so unendlich nahebrachte, ebenso wie

Waltraud Rigger-Krause, eine wundervolle Lehrerin. Ganz herzlichen Dank für das Korrekturlesen!

Auch Anna und Marita herzlichen Dank für das Korrekturlesen und die liebevolle Unterstützung.

Danke meinem Mann Martin für all die Hilfe, Unterstützung und Ermutigung.

Ich danke allen Kindern, die so begeistert und offen die Übungen praktizieren und mich immer wieder in den Kursen so bereichert haben.

Ich danke vor allem meinen vier wunderbaren Töchtern, Jana, Mira, Samaya und Lucia, die schon so viel geströmt wurden und strömen, für ihre Liebe, ihre Offenheit und ihre Begeisterung, für ihre Inspirationen für die Mitgestaltung dieses Buches und die Geduld bei der stundenlangen Fotosession.

Informationen

Informationen zu Seminaren und Kursen der Autorin erhaltet ihr unter tina@freedom-net.de. Auch bei Fragen könnt ihr euch dahin wenden.

Weitere Informationen über Jin Shin Jyutsu sowie Therapeuten und Seminare in eurer Nähe könnt ihr erfragen beim Jin Shin Jyutsu Europabüro:

Klaus-Rainer Bösch
Quirinstr. 30
53129 Bonn
Tel.: 00 49/(0)2 28/23 45 98
Fax: 00 49/(0)2 28/23 94 04
E-Mail: JSJRaphael@aol.com

JIN SHIN JYUTSU PHYSIO PHILOSOPHIE® ist in den USA urheberrechtlich geschützt und Eigentum der JIN SHIN JYUTSu®INC., Scottsdale, Arizona

Weitere Bücher aus dem Verlag Via Nova:

Gesundheit „selbst gemacht"

Wie Sie ohne fremde Hilfe mit Meridianklopfen und
anderen nützlichen Methoden Ihr Wohlbefinden steigern

Verena Stollnberger

Paperback, 256 Seiten – ISBN 978-3-86616-040-8

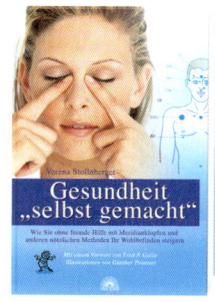

Meridiane sind Energiebahnen im menschlichen Körper, die durchlässig sein
müssen, oft aber blockiert sind und den Fluss der Energie verhindern. Die
daraus entstehenden Störungen im Energiesystem können zu psychischen
wie körperlichen Erkrankungen führen. Mit Hilfe geeigneter Methoden lassen sich die Meridiane für das Fließen der Energie öffnen und offen halten.
Dazu gehört auch das Meridianklopfen, das sich hervorragend für die Selbst-
anwendung eignet. Verena Stollnberger stellt diese Therapieform in ihrem
praktischen, flüssig geschriebenen Buch überzeugend in jeweils zwei Schritten vor. Ihre Spielfigur ist
der pfiffige Meridianus, der auf witzige Art und Weise, die schon für ältere Kinder verständlich ist, -
Neugier erweckt. Darauf folgt eine ausführliche, exakte und sachliche Beschreibung verschiedener
Methoden des Meridianklopfens in Wort und Bild, die sich in die verschiedenen Anwendungsbereiche
gliedert. Die eigentlichen Übungskapitel schließt ein knapper, stichwortartiger Kurzablauf in der Art
eines Merkzettels ab. Damit gibt die Autorin dem Leser ein Werkzeug in die Hand, das auch bei hart-
näckigen und chronischen Symptomen Selbstheilungsprozesse in Gang setzen kann.

Kraftquelle Lächeln

Ihr Schlüssel zu Gesundheit, Schönheit, Erfolg,
persönlicher Lebensfreude und spirituellem Wachstum

Ursula Rücker-Vennemann

Hardcover, 176 Seiten – ISBN 978-3-936486-82-7

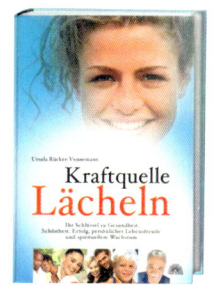

Die Fähigkeit zu lächeln ist uns von der Natur mitgegeben worden. Dieses
Lächeln ist nicht nur eine stärkende Verbindung zwischen zwei Menschen und
hat nicht nur eine unmittelbar positive Wirkung auf den ganzen Körper, es
baut auch Brücken in die spirituelle Welt. Das Buch „Kraftquelle Lächeln" ist
ein praktischer und anschaulicher Ratgeber. Es macht auf anschauliche Weise
deutlich, auf welche Weise sich Lächeln auf den Organismus und die Funktion
der Gehirnzellen auswirkt. Wir können dieses Lächeln deshalb nutzen als Heilkraft für unsere körper-
liche, emotionale und geistige Gesundheit; Fitmacher für unsere Gehirnzellen; Jungbrunnen und
Schönheitselixier; Brücke des Vertrauens zu anderen Menschen; zur Stärkung unserer persönlichen
Lebensfreude und als Quelle für spirituelles Wachstum. Deshalb ist das Lächeln das zentrale Thema
dieses Buches. Es werden nicht nur Fakten und Hintergrundinformationen vermittelt, sondern auch
viele ausführliche Meditationsanleitungen zum „inneren Lächeln" angeboten, die Ihnen helfen, sich
diese Kraft bewusst und ihre positive Wirkungen dauerhaft zu Eigen zu machen.

Gesund und leistungsfähig durch Ayurveda im Sport

Der ideale Sport für jeden Typ

Dr. med. Detlef Grunert

Paperback, 232 Seiten, 108 Fotos, 32 Grafiken – ISBN 978-3-86616-041-5

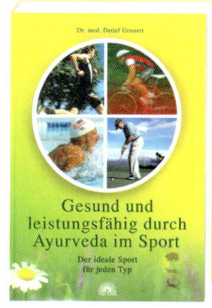

Sie werden sich sicher fragen: Was hat Sport mit Ayurveda zu tun? Welchen
Nutzen habe ich persönlich für mich, meine Gesundheit, mein Wohlbefinden
und meine Leistungsfähigkeit, wenn ich mich mit Sport und Ayurveda
beschäftige? Habe ich als Leistungssportler einen Vorteil, wenn ich nach
„ayurvedischen Richtlinien" trainiere? Diese und viele andere Fragen werden in diesem Buch beantwortet. Dabei wird das Wissen der modernen
Sportmedizin mit dem Wissen von Ayurveda verbunden. Das Wissen dieser
Jahrtausende alten Wissenschaft vom Leben ist höchst modern und aktuell. Es wird von vielen Menschen bereits bewusst oder unbewusst genutzt. Auch bekannte und erfolgreiche Hochleistungssportler
wie z. B. die Biathletin Martina Glagow kennen die Vorzüge der ayurvedischen Denkweise und erwei-
tern ihre Möglichkeiten mit Hilfe von Ayurveda! Das Ziel von Ayurveda ist ein langes, erfolgreiches
Leben bei körperlichem und seelischem Wohlbefinden, bestmöglicher Gesundheit und hoher Leistungsfähigkeit. Ob Sie gesundheitsorientierten Sport betreiben oder Leistungssportler sind – dies sind
sicher auch Ihre Ziele.

Das kleine Buch der Lebenskunst

Lebensweisheit, die wir in der Schule nicht lernten

Peter K. Keller

Geschenkbuch, Hardcover, 192 Seiten
ISBN 978-3-86616-096-5

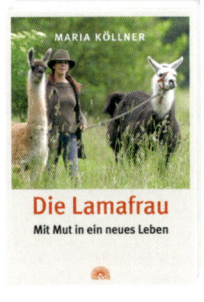

„Alles hat man herausgefunden, nur nicht, wie man lebt", schrieb Jean Paul Sartre. Auch unsere Erziehung hat uns meist nicht beibringen können, welche Energien in uns stecken, wie wir diese entdecken, entfalten und zum eigenen Wohl und für unsere Mitwelt wirkungsvoll und heilsam einsetzen. Das Buch von P.K. Keller regt an, über das eigene Leben nachzudenken, und zeigt in kurzen Reflexionen und Geschichten anschaulich und humorvoll Lebens- und Überlebensstrategien auf. Die einzelnen Denkanstöße, die auch selektiv gelesen werden können, sind Ergebnisse reicher Erfahrung und können dem Leser helfen, seine Probleme besser zu verstehen und zu bewältigen. Zusammenfassungen und Affirmationen prägen sich ein und ermutigen, die Erkenntnisse im Alltag umzusetzen. Dieses Buch der Lebenskunst ist ein Schlüssel zur Erfüllung der eigenen Wünsche, zur sinnvollen und erfolgreichen Lebensgestaltung.

Die Lamafrau

Mit Mut in ein neues Leben

Maria Köllner

Paperback, 200 Seiten
ISBN 978-3-86616-072-9

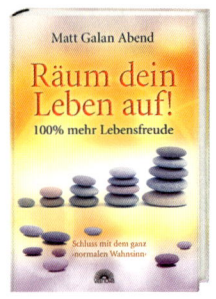

In diesem Buch wird die authentische Geschichte einer Frau erzählt, die sich auf eine lange Suche nach dem Traum ihrer Kindheit begibt – einem Hof mit Tieren. Mit Mut und einem wachsenden Vertrauen in einen „Weltenlenker", der sie sicher führt, findet sie ihren Weg in ein glückliches Leben, das Probleme natürlich nicht ausschließt. Zu einer Schlüsselfigur wird das Zirkuslama „Sancho" – deshalb auch der Name „Lamafrau", den sie sich selbst gibt, als sich ihr Traum zu erfüllen beginnt. Dieses Buch soll dem Leser Mut machen, das Leben vertrauensvoll im Glauben an sich selbst und an eine höhere, wohlwollende Macht zu meistern, alte Räume und Verletzungen hinter sich zu lassen und Neues zu wagen. Die Autorin möchte ein gefühlvolles Verständnis für die Natur und besonders für Tiere vermitteln, die auf dem neuen Weg ihre Lehrer wurden. Die „Mutregeln" nach jedem Kapitel sind ein Resümee und gleichzeitig eine Ermunterung für die Leser. Wer einen Wegweiser für sich und Ermutigung sucht, wird in diesem Buch beides finden.

Räum dein Leben auf!

100 % mehr Lebensfreude

2. Auflage

Matt Galan Abend

Hardcover, 144 Seiten, 41 z.T. ganzseitige Zeichnungen,
ISBN 978-3-86616-060-6

Der Mensch ist eingeschlossen in ein Gefängnis aus Konditionierungen, wie „man" zu sein hat, was „man" tut, was „man" von ihm erwartet, was „man" von ihm denkt usw. Der Mensch „kämpft" um alles und jedes, um sein Ansehen, um sein Geld, um seine Gesundheit, seine Sicherheit, seinen Arbeitsplatz oder was auch immer. Leichtigkeit, Lebenslust und Lebensfreude bleiben dabei meist auf der Strecke. Wenn wir gründlich Hausputz halten, wenn wir uns aus dem Dickicht unserer Konditionierungen befreien, wenn wir endlich aufräumen und das berühmte „Man" aus unserem Leben verbannen, wenn wir die Sorge darum verlieren, wie andere über uns denken, wenn wir die Angst überwinden, unseren Partner, unseren Job oder gar unser Geld zu verlieren, wenn wir den Maßstab in uns selbst und nicht im Außen finden, kann dies so etwas wie unsere zweite Geburt sein. Aber diese Änderung kann immer nur von innen nach außen, und niemals von außen nach innen erfolgen. Die vielen künstlerischen Zeichnungen von Annette Kramer unterstützen die eindringlichen Aussagen des Buches.

Mit Yoga Nidra das Leben meistern

Das Energiepotenzial des Unbewussten erkennen und die
Kreativität der Alpha-Ebene nutzen

Anna Röcker

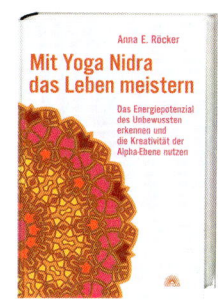

Hardcover, 192 Seiten
ISBN 978-3-86616-069-9

Leicht erlernbare „magische" Praktiken ermöglichen es auf verblüffend ein-
fache Weise, die Fähigkeiten des Geistes optimal und zielgerichtet zu nutzen.
Auf verschiedenen Stufen führt Yoga Nidra von einer ganzheitlichen, tiefen
Entspannung bis hin zur Lösung von alten Mustern und Blockaden sowie
Programmierungen aus der Kindheit. Davon frei zu werden eröffnet völlig
neue Möglichkeiten, die innere Stimme zu hören und das eigene kreative Potenzial zu entwickeln und
für die eigene Lebensgestaltung einzusetzen. Im besten Sinne führt Yoga Nidra nicht nur zur eigenen
Weiterentwicklung und inneren Freiheit, sondern zur Mitgestaltung und Erhaltung der Schöpfung.
Yoga Nidra ist für jeden Menschen geeignet, da es sich um ein in sich schlüssiges System handelt. Das
uralte Yoga Nidra-Wissen wird damit zum Schlüssel für die „neue Zeit", von der die moderne Gehirn-
forschung spricht.

Mit Yoga Nidra das Leben meistern, CD

Das Energiepotenzial des Unbewussten erkennen und
die Kreativität der Alpha-Ebene nutzen

Anna Röcker

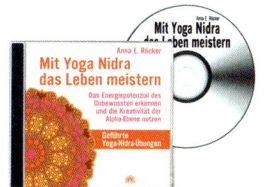

Übungs-CD
ISBN 978-3-86616-070-5

Das 7-Schritte-Programm auf CD, um in den Alpha-Zustand zu kommen
1. Das 7-Schritte-Programm

   Einstieg – Mentale Klärung – Tiefenentspannung – Energielenkung
   in den Körper – Sankalpa, das „Zauberwort" –
   Vertiefung mit Symbolen – Abschlussformel
2. Geführte Yoga Nidra-Übungen
   Stärkung des Immunsystems – Schlafprogrammierung –
   Anleitung zur kreativen Problemlösung

Karten des Lebens

Lebensgeschichten erkennen und heilen   2. Auflage

Chuck Spezzano

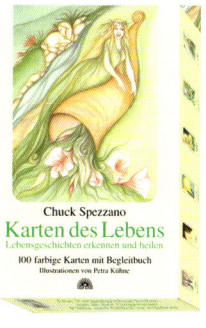

100 künstlerisch gestaltete farbige Karten mit Begleitbuch, 224 Seiten
ISBN 978-3-86616-028-6

Die Drehbücher oder Geschichten, die unser Leben bestimmen, schreibt
jeder Mensch selbst. Die Karten des Lebens – das neue Karten-Set des
bekannten Lebenslehrers Chuck Spezzano – zeigen die Geschichten, die wir
in unserem Leben erzählen, ganz gezielt auf. Es können fröhliche und kraft-
volle, aber auch dunkle und zerstörerische Geschichten sein. Wir schreiben
sie oft in Sekundenbruchteilen, tragen sie und ihre Folgen aber ein Leben
lang mit uns. Negative Geschichten aus der Vergangenheit zu heilen und
positive, lebensbejahende Geschichten zu stärken ist ein Herzensanliegen
von Chuck Spezzano und ein Eckpfeiler seiner Arbeit. 100 wunderschöne, von der deutschen
Künstlerin Petra Kühne einfühlsam gestaltete Karten sowie ein Begleitbuch, das die tiefere
Bedeutung jeder einzelnen Karte erklärt und Beispiele für verschiedene Befragungsmöglichkeiten
enthält, geben dem Leser ein ideales Werkzeug an die Hand, mit dessen Hilfe er seine Lebensmuster
erkennen, negative und destruktive Muster heilen und dadurch zu mehr Glück und größerer Fülle im
Leben gelangen kann.

Die Geschichte vom kleinen Häschen Liebe

2. Auflage

Ein Märchen für Kinder und Erwachsene

Chuck Spezzano

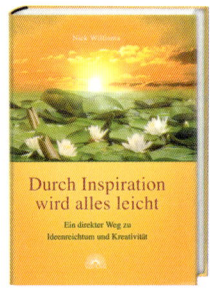

Geb., 104 Seiten, 12 ganzs. farbige Illustrationen
ISBN 978-3-928632-47-8

Chuck Spezzano setzt mit seinem bezaubernden Märchen das fort, was er in seinen Seminaren, Vorträgen und Büchern tut: Er bringt die Menschen dazu, das göttliche Licht in sich selbst und allen anderen Wesen zu erkennen und daran zu glauben, dass diese Vision Wirklichkeit wird. „Die Geschichte vom kleinen Häschen Liebe" verzaubert nicht nur Kinder, sondern führt auch Erwachsene nach innen zu ihrem wahren Wesen, das Licht ist. Es berührt die Seele, öffnet die Herzenstore und nimmt die Leser mit in das Schwingungsfeld der Liebe hinein. In vielen heiteren Begebenheiten der Hasenfamilie, in der Beschreibung ihres Alltags und in ihrem Verhalten leuchtet gleichsam die neue Zeit auf, eine Zeit der Freude, der Freundschaft, der Hilfsbereitschaft, der Liebe und des Friedens. Dieses Häschen wird geradewegs in Ihr Herz hoppeln und Sie daran erinnern, dass auch in Ihnen dieses Licht lebendig ist.

Durch Inspiration wird alles leicht
Ein direkter Weg zu Ideenreichtum und Kreativität

Nick Williams

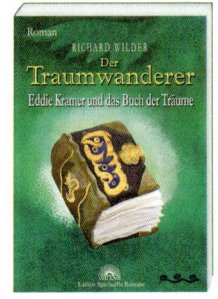

Paperback, 160 Seiten
ISBN 978-3-86616-031-6

Die meisten Menschen werden hin und wieder flüchtig von der Inspiration berührt, doch nur wenige von uns wissen, wie sie diesen Zustand jeden Tag erreichen und ihr Leben auf die Inspiration aufbauen können. Nick Williams vertritt die Ansicht, dass dauerhafte Inspiration durchaus möglich ist, wenn wir wissen, wie wir uns auf sie einstellen können. Nick zeigt, dass Inspiration ein Phänomen, eine evolutionäre Kraft ist und dass sie ein ständiger Begleiter auf unserem Lebensweg werden kann, wenn wir wissen, wie wir Ängste und Widerstände überwinden können. Es ist möglich, durch Inspiration erfolgreich zu werden, anstatt durch Opferbereitschaft. Für alle, die mehr Inspiration in ihr Leben bringen wollen oder sich bereits von ihrer Inspiration leiten lassen, ist „Durch Inspiration wird alles leicht" ein Jahrbuch der 54 Goldstücke, Einsichten und praktischen Hinweise, die das Herz jedes Menschen, der an seinen Träumen baut, höher schlagen lässt.

Der Traumwanderer
Eddie Kramer und das Buch der Träume

Edition Spirituelle Romane

Richard Wilder

Paperback, 384 Seiten
ISBN 978-3-86616-003-3

Als der dreizehnjährige Eddie Kramer aus San Fransisco einem alten Flohmarkthändler ein ungewöhnliches, antikes Kartenspiel abkauft, beginnt das größte Abenteuer seines Lebens. Von nun an bestimmt eine Kette unglaublicher Ereignisse sein Dasein. Eddie entdeckt eine Straße, die für die meisten Menschen nicht sichtbar ist, aber dennoch existiert. Hier verfolgen außergewöhnliche Menschen ein gemeinsames Ziel: Die Suche nach dem seit Jahrtausenden verschollenen Buch der Träume. Das darin enthaltene Wissen soll es jedem Menschen ermöglichen, seine Lebensträume zu Realität werden zu lassen. Nur eine auserwählte Person – Eddie Kramer – kann zu einer vorbestimmten Zeit das Buch von seinem geheimen Ort holen, um es den Menschen zu bringen. Unterstützt durch magische Gegenstände und begleitet von seinen neuen Freunden macht sich Eddie auf die Suche. Den Gefährten steht eine gefährliche Reise bevor. Eddies abenteuerliche Jagd führt ihn zu den Hopi-Indianern und bis in das geheimnisvolle Hochland von Tibet nach Shambhala, wo mystische Legenden zu Realität werden. Ein spirituelles und abenteuerliches Lesevergnügen für Erwachsene und Jugendliche.